# 实用超声诊断
## 住院医师规范化
### 培训手册

主编◎姜　凡

SHIYONG CHAOSHENG ZHENDUAN
ZHUYUAN YISHI GUIFANHUA
PEIXUN SHOUCE

APGTIME
时代出版

时代出版传媒股份有限公司
安徽科学技术出版社

**图书在版编目(CIP)数据**

实用超声诊断住院医师规范化培训手册 / 姜凡主编. --合肥：安徽科学技术出版社,2024.3
ISBN 978-7-5337-8706-6

Ⅰ.①实… Ⅱ.①姜… Ⅲ.①超声波诊断-技术培训-手册 Ⅳ.①R445.1-62

中国国家版本馆 CIP 数据核字(2023)第 154342 号

**实用超声诊断住院医师规范化培训手册**　　　　　　　主编　姜　凡

出 版 人：王筱文　　　选题策划：杨　洋　　　责任编辑：汪海燕
责任校对：沙　莹　　　责任印制：梁东兵　　　装帧设计：武　迪
出版发行：安徽科学技术出版社　　　　http://www.ahstp.net
(合肥市政务文化新区翡翠路 1118 号出版传媒广场,邮编:230071)
电话：(0551)63533330
印　　制：合肥锦华印务有限公司　　电话：(0551)65539314
(如发现印装质量问题,影响阅读,请与印刷厂商联系调换)

开本：787×1092　1/16　　　印张：11.75　　　字数：280 千
版次：2024 年 3 月第 1 版　　印次：2024 年 3 月第 1 次印刷

ISBN 978-7-5337-8706-6　　　　　　　　　　　定价：98.00 元

# 编　委　会

主　　编　姜　凡

副 主 编　彭　梅　解　翔

主编助理　娄晓杰

编　　者（按拼音排序）

毕　玉　　储荣先　　丁　雷　　方凌峰　　方明娣

方思华　　高玉伟　　顾莉莉　　胡　睿　　姜　凡

蓝晓锋　　李娅荣　　梁　婧　　娄晓杰　　罗　平

欧莉莉　　彭　梅　　单　永　　谭　捷　　谭　炜

王修丽　　王永丽　　吴　军　　吴瑕璧　　伍婷婷

解　翔　　徐晓薇　　杨　凤　　詹韵韵　　张书杰

张贤月　　周　楠

# 序　言

　　住院医师规范化培训(简称"住培")的目的是为各级医疗机构培养具有良好的职业道德、扎实的医学理论知识和临床技能,能独立、规范地承担本专业常见多发疾病诊断工作的临床医师。超声医学是临床医学的重要组成部分,超声医学住培教育对于每一位即将拿起探头探寻疾患真相的医师来说,都是不可或缺的。

　　我们总是希望,每一位医师在行医过程中都能坚守"知行合一"的信条,做到"万无一失"。当我翻开这本书,就发现:这是一本基础与实践并重的优秀教材,编者不仅详细地介绍了超声诊断的基础知识,还加入了自己日常工作中碰到的典型病例,这不仅需要具备丰富的专业知识,更要有一颗善于发现与创造的心。

　　培养什么样的医生,这不仅是医学的大命题,更是教育的大命题。我们很难想象,如果住培出来的医师没有掌握一定的基础知识,那会是什么样的场景?如果基础知识足够扎实,动手能力不行,那又会怎么样? 由此可见,住培的意义便在于此:以医师为中心,以岗位胜任力为核心,为住培医师制订遵循医学人才成长规律的培训计划,全面落实各项培训任务,为住培医师的成长和成才保驾护航。

　　加强医师临床能力的培养, 培养出一名知识与实践能力并重的医师, 并非说一句空话、大话、套话就能够做到的。我们都知道:书本会渐渐发黄,但动手能力,这种特别而美好的东西,却必须经历长时间的熏陶和培养才能拥有。

　　为了拥有这种特别而美好的能力,这一套具有安徽医科大学第二附属医院实践特色的教材应运而生,希望通过带教老师与住培医师的共同努力,使安徽省的超声住培工作再上一个新的台阶。

　　教材易成,规范的养成却难以一蹴而就。希望医师们能在工作、学习的空隙,将这本教材置于手边,时时温习,以求裨益于自身。这是因为在超声事业中,需要的不仅是实践能力强的人才,更是基础扎实的楷模!

何文

2023年8月

# 前　言

　　结合当下住院医师规范化培训方案,本着让规培医师获得更加系统、更加专业、更加简明扼要的超声医学规培辅助参考资料,以安徽医科大学的强大教研实力为后盾,集多年来住院医师培训基地的经验,努力创新,整合知识要点,在不断汲取省内外先进教学资料的基础上,安徽医科大学第二附属医院超声诊断科组织编写了本教材。其目的是为规培医师提供一本"口袋书",让培训学员能随时随地增加专业知识储备。

　　本教材从基础着手,依据每一种疾病的主要知识点,结合各编委日常工作中亲身经历的典型病例,用提纲挈领的语言阐述了每种疾病的声像图特点,让超声专业与非超声专业规培医师都能快速领略超声医学规培考核的要点。其中,很多知识点都是经过编委反复查阅文献、详尽讨论与斟酌之后,慎重地添加到教材中的。受篇幅影响,本书所囊括的内容有限,很多知识点可能涉及得不够深入和全面。然而,要想成为一名优秀的超声医师,仅仅掌握教材所涉及的内容是远远不够的,还必须付出更多的努力和汗水,同时要能在实际操作中增加自我的专业知识储备,提升自身的素质修养,并时刻保持谦虚谨慎的工作作风,使自己成为一名合格的规培医师。

　　本教材还存在一定的局限或疏漏之处,在此恳请所有参阅的专家、同道、学员予以批评指正,并给出宝贵的意见或建议,让我们为超声医学的发展共同努力。

姜　凡

2023年6月

# 目　　录

# 第一章　超声基础知识

## 第一节　超声基本原理

### 一、超声波的定义

频率超过 20 kHz 的声振,称为超声波。

### 二、超声成像的基本原理

1. 指向性:超声波在介质内呈直线传播,具有良好的指向性,这是超声检查对人体器官结构进行探测的基础。

2. 反射与折射:超声波入射到比自身波长大的界面上引起返回的过程,根据声波入射到分界面的角度不同,将产生反射、折射现象(图 1-1-1)。

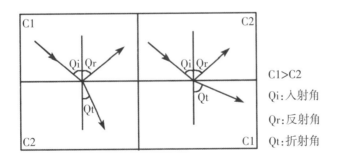

图 1-1-1　超声波通过组织界面时,根据入射角度形成反射、折射

3. 散射与绕射:超声波在人体中遇到两个小结构的边界时,将会被散射至各个方向,或绕过分界面后方继续传播(图 1-1-2)。

4. 吸收与衰减:不同组织对超声能量吸收的程度不同,主要与蛋白质和水的含量有关。超声波在介质中传播时,由于反射、折射、散射及介质对超声能量的吸收,声能逐渐减少,称为衰减。

5. 相干:频率、相位、振幅不同的两束声波,在同一空间传播时发生叠加现象,可产生另一种新的波形。

6. 多普勒效应:固定频率的超声波,由声源发射并在介质中传播时,如果遇到与声源做相对运动的界面,则其反射的超声波频率随界面运动的情况发生改变,这种变化称为多普勒效应。

当界面迎向探头运动时,频率增高;当界面背离探头运动时,频率降低。

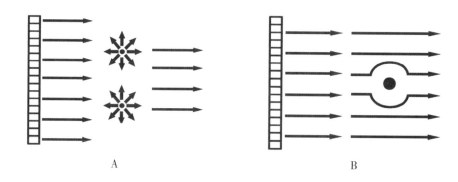

**图 1 - 1 - 2　声束散射与绕射**
A.声束散射;B.声束绕射。

### 三、超声波

超声波的产生由超声探头中的压电晶片材料完成。压电晶片可将电能转化为机械能,也可将机械能转化为电能。

### 四、灰阶图像分辨率

灰阶图像分辨率包括空间分辨率和时间分辨率。

1. 空间分辨率:在二维图像中主要考查轴向分辨率和侧向分辨率。

(1)轴向分辨率:是指分辨声束传播方向上两个回声反射源最小距离的能力,对应显示屏幕上下方向的图像分辨率。波长越小,轴向分辨率越高。

(2)侧向分辨率:是指分辨声束垂直方向上两个回声反射源最小距离的能力,对应显示屏幕水平方向的图像分辨率。声束越窄,侧向分辨率越高。

2. 时间分辨率:是指成像系统在图像上区分不同时间所发生事件的能力,如心脏瓣膜启闭。时间分辨率的高低取决于帧频,而帧频是指每秒系统所显示的图像帧数。

### 五、其他超声成像

1. 组织谐波成像:超声波在介质中的传播为非线性传播,发射基波进入人体后,能产生两倍于发射频率的二次谐波,接收和利用人体组织产生的二次谐波进行成像的技术,称为组织谐波成像技术(图 1 - 1 - 3)。谐波频率高,可以提高侧向分辨率;波长小,可以提高轴向分辨率。

2. 复合成像:将基波与谐波的频率、空间结合起来,可以改善单纯谐波成像图像穿透力差的不足,进一步提高图像分辨力。缺点是会降低帧频。

3. 超声造影成像:人为地在血液中加入声阻抗与血液细胞截然不同的微气泡,使得血液内的散射增强(图 1 - 1 - 4),血流显现得更清晰。

4. 三维成像:在二维超声图像的基础上,利用计算机强大的图像处理功能,显示人体脏器的空间立体形态与毗邻关系(图 1 - 1 - 5)。

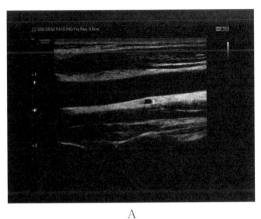
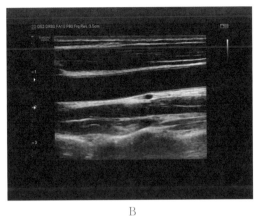

A                                    B

**图 1-1-3  颈总动脉超声成像**

A.基波成像;B.谐波成像。

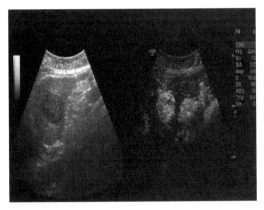
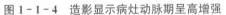

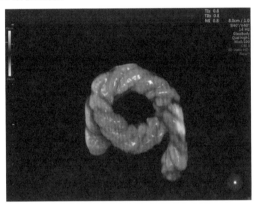

**图 1-1-4  造影显示病灶动脉期呈高增强**          **图 1-1-5  三维血管成像显示盘绕的脐血管**

5.弹性成像:是对组织施加一个激励,使组织产生位移、应变的变化,将这种变化以图像的方式显示出来(图 1-1-6),从而直接或间接反映组织内部弹性模量等力学特性的差异性。

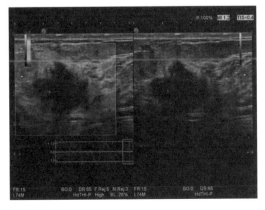

**图 1-1-6  弹性成像**

显示乳腺恶性肿块呈蓝色信号,边缘不规则。

(姜  凡)

# 第二节 超 声 伪 像

超声伪像是指由成像系统或其他原因造成的与相应的组织解剖结构不相符的图像。在超声图像中,伪像是普遍存在的,我们需要识别伪像,不要被其误导,也可以利用伪像来提高疾病诊断的准确性。

## 一、声速失真

声束通过声速不等的多层结构时,会造成图形的失真。如果某些结构的声速明显偏离作为仪器标准的软组织平均声速(1 540 m/s),会导致图形结构比例失真和测量误差。如由于超声波在硅油中的传播速度只是在正常玻璃体中的 65% 左右,采用常规声速指标测量硅油眼会使眼轴延长约 1/3(图 1-2-1)。

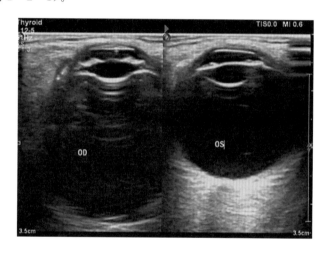

**图 1-2-1 声速失真**

右眼为硅油眼,玻璃体长度测量失真,硅油中超声波传播速度约为 996 m/s,校正玻璃体腔长度=V(硅油中超声波传导速度)/V(玻璃体中超声波传导速度)×显示长度。

## 二、混响伪像

混响伪像是指超声波在人体组织界面与超声探头之间多次反射所形成的伪像。邻近探头的无回声区域(胆囊、膀胱、颈动脉、囊肿等)常出现混响伪像(图 1-2-2),出现回声延续的假象。

"彗尾"征(图 1-2-3)是混响伪像中的一种,如金属节育器后方出现回声由强到弱的倒三角形图像。胃肠道内由液体界面与气体之间的多次反射形成了振铃伪像。

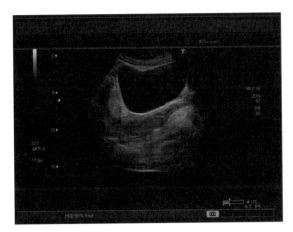

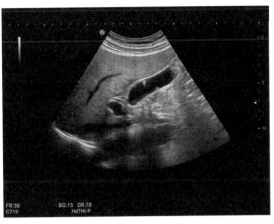

**图 1 - 2 - 2　混响伪像**

膀胱前壁后方出现回声延续的假性回声。

**图 1 - 2 - 3　"彗尾"征**

胆囊胆固醇结晶后方的多次内部混响。

## 三、声影

超声波遇到强反射界面或声衰减很大的组织时,于常规 DGC 补偿调节后,在组织或病灶后方所显示的低回声或接近无回声的平直条状区。一般出现在结石、骨骼等物质后方(图 1 - 2 - 4)。强反射物质后方亦可出现声影,如气体。利用声影可识别结石等病变的存在。

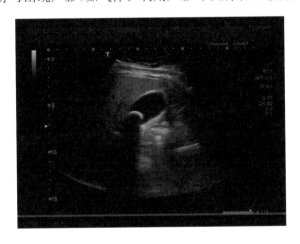

**图 1 - 2 - 4　声影**

结石后方的声影伪像。

## 四、旁瓣伪像

声源发射能量会有少部分出现偏斜,即旁瓣,如果遇到强烈的反射源,就会在主瓣方向上出现并不存在的组织,这种现象即旁瓣伪像。如在结石强回声两侧呈现的"狗耳"样或"披纱"样图像(图 1 - 2 - 5)。

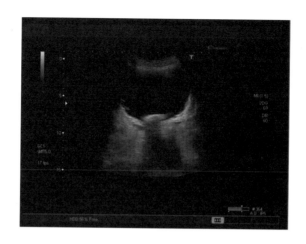

图 1 - 2 - 5 旁瓣

结石旁的旁瓣伪像。

## 五、后方回声增强

当前方的组织声衰减明显比两旁的组织小时,其后方回声明显强于同深度的周围组织。常见于囊肿等液性结构的后方(图 1 - 2 - 6)。利用此伪像可鉴别液性与实质性结构。

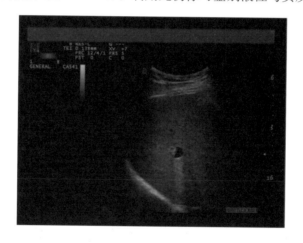

图 1 - 2 - 6 回声增强

囊肿后方的回声增强。

## 六、镜面伪像

声波遇到深部声阻抗差异较大的平整大界面,在近侧的结构也出现在对称的另一面(图 1 - 2 - 7)。例如在横膈回声的两侧出现对称的两个肿块回声,靠近探头的成像是肿块的真正回声,另一个远离探头的成像是经过横膈再次反射回探头的镜面伪像。

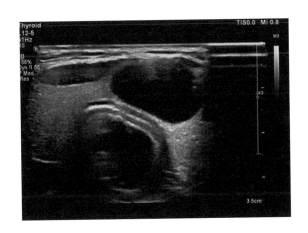

图 1-2-7　镜面伪像

浅层为甲状腺囊性包块,深部为在气管后方形成的伪像。

## 七、部分容积效应

超声波束有一定的厚度,由声束宽度引起周围组织重叠的伪像,即部分容积效应,也称切层厚度伪像(图 1-2-8),如胆囊出现的假胆泥图像。患者改变体位时,假胆泥回声不会向重力方向移动。

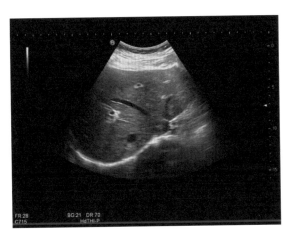

图 1-2-8　部分容积效应

囊肿里面的回声是由部分容积效应引起的。

此外,仪器调节不当时也会产生伪像。

(彭　梅)

# 第三节 超声仪器

## 一、超声仪器

超声仪器主要由探头、主机(图1-3-1)、信息处理系统、显示和记录系统组成。主机和信息处理系统负责设备运转,包括声波的发射接收、信息采集和处理;显示和记录系统用于实时显示图像和保存资料,包括显示器、打印机、照相机、录像装置。

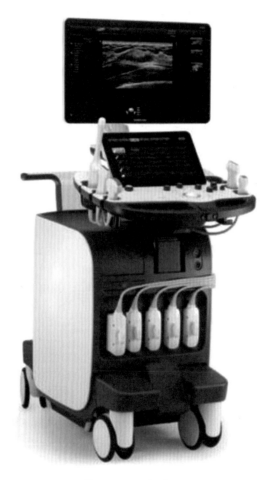

图1-3-1 超声主机

含显示器、操作键盘与机体。

## 二、临床常用的超声仪器

1.B型超声诊断仪:二维灰阶超声兼有M型超声和频谱多普勒超声功能(图1-3-2)。

2.彩色多普勒超声诊断仪:彩色多普勒血流成像兼有二维灰阶超声、M型超声和频谱多普勒超声功能(图1-3-3)。

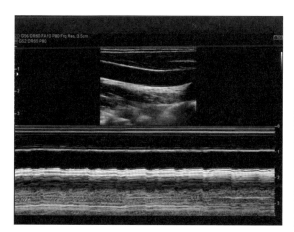

图 1-3-2　显示二维灰阶超声与 M 型超声曲线

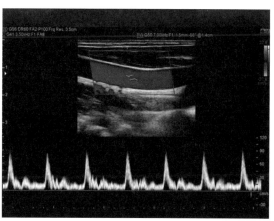

图 1-3-3　显示二维灰阶叠加彩色血流及
频谱多普勒血流曲线

先进的彩色多普勒超声诊断仪,可配备多种新技术软件,开展静态与动态功能分析、三维成像、超声造影成像、超声弹性成像,以及融合导航技术。

## 三、超声探头

超声探头是所有超声诊断系统中最重要的组件之一。不同类型的超声探头适合于不同部位的超声检查(图 1-3-4)。

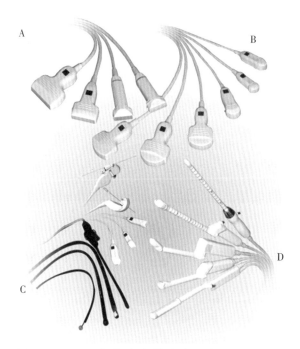

图 1-3-4　凸阵、线阵、相控阵、部分专用探头示意图
A. 线阵;B. 凸阵;C. 腔内经食管;D. 腔内经阴道或直肠。

1.超声探头的工作原理:利用压电材料的压电效应,实现声能和电能的相互转化,完成超声波的发射和接收。

2.超声探头的基本结构:由压电晶体、背衬块、声学匹配层、外壳和电缆线构成。

3.常用探头:包括凸阵探头、线阵探头、相控阵探头。

4.专用探头:

(1)腔内探头:包括经直肠探头、经阴道探头、经尿道探头、经食管探头、胃镜探头、血管内探头、腹腔镜探头。

(2)术中探头:手术过程中用来显示体内结构及手术器械的特殊形状的高频探头。

## 四、灰阶图像调节

灰阶图像调节常用参数有频率、声功率、扫描密度、扫描范围、焦点位置、焦点个数、动态范围、时间增益补偿、总增益、放大、图像显示深度等。

1.频率:超声探头发射信号的频率。超声频率越高,图像分辨率越好,但穿透力会下降;超声频率越低,图像分辨率下降,但穿透力上升。检查时,根据关注的脏器深度进行相应的调节。

2.声功率:探头发射超声波的功率。在图像显示深度不变的情况下,增大声功率,可以增加探测深度,远场图像会更清晰。产科检查在满足图像需求的前提下,要采取最低剂量原则。

3.焦点位置:焦点附近的图像较其他区域更加清晰,检查时,一般将焦点位置调节到关注的目标区域(图1-3-5)。

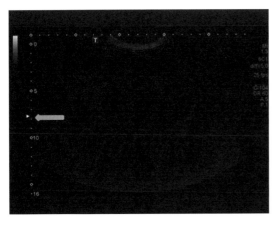
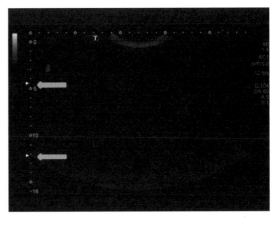

A                                          B

**图1-3-5 焦点位置**

A.左侧纵坐标箭头示单一聚焦点;B.左侧纵坐标箭头示双聚焦点。

4.动态范围:调节应在大信号和小信号之间合理取舍,调节得当,则脏器轮廓显示清晰,且可显示内部的细微回声变化(图1-3-6)。

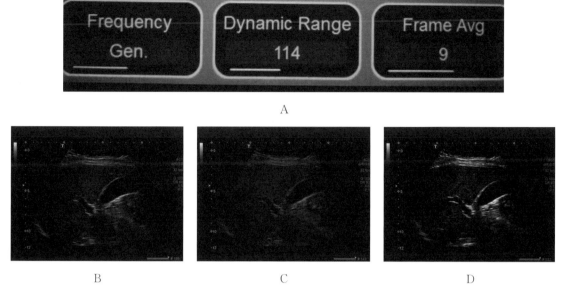

A

B　　　　　　　　　　C　　　　　　　　　　D

图 1-3-6　动态范围

A. 显示屏上 Dynamic Range(DR)代表动态范围信息;B. 动态范围 DR 正常范围 60;C. 动态范围 DR 增高范围 90;D. 动态范围 DR 降低范围 40。

5. 时间增益补偿:是对超声信号进入人体后的衰减效应进行补偿,目的是使扫描平面内不同深度的声阻抗特性相同的组织回声信号振幅相同,从而保持近场与远场的亮度一致(图 1-3-7)。

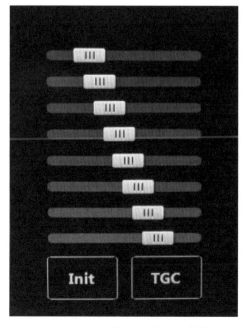

图 1-3-7　时间增益补偿调节键

6.总增益:总增益的增大可以使图像总体亮度变强,反之则图像总体亮度减弱。它的作用在于补偿超声信号在人体内传播时所出现的衰减(图1-3-8)。

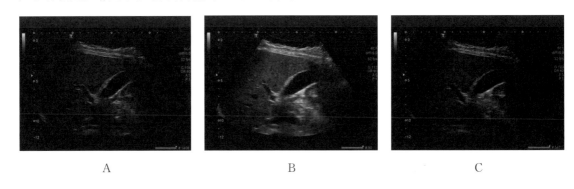

A                B                C

图1-3-8 总增益

A.总增益G104正常范围;B.总增益G112增高;C.总增益G103降低。

7.放大:按下放大键,在二维图像上出现一个取样框,将取样框移动到感兴趣的目标区域,确定后可以对感兴趣区域进行局部放大,从而更清楚地进行观察(图1-3-9)。

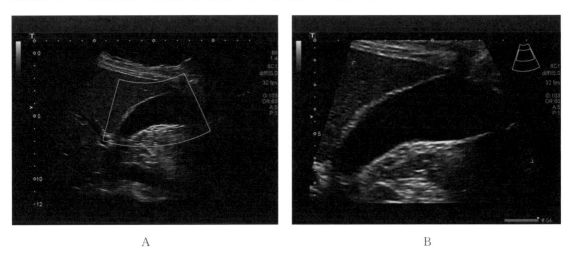

A                                    B

图1-3-9 放大键

A.胆囊正常显示比例;B.胆囊局部放大比例。

8.图像显示深度:深度调节可以改变扫查深度。深度越大,超声扫描线发射后接收回波信号的等待时间越长,相应地,形成每一幅图像的时间也会越长,帧频就会下降。帧频越低,图像实时性越弱。

## 五、彩色图像调节

彩色血流成像调节常用参数有血流速度标尺、血流取样框大小及偏转角度。

1.血流速度标尺:由一个垂直放置在屏幕一侧的彩色柱条表示(图1-3-10),彩色柱条分成红、蓝两种基本色,色温分别递增与递减,通常红色表示血流朝向探头运动,蓝色表示血流背离探头运动,中间一条黑线被设置为基线,表示血流速度为 0。彩色柱条的顶端和下端列出的数值,分别表示当前速度标尺下能测量的正向最大血流速度和负向最大血流速度。通过操作键盘上 Scale 键,可以改变速度标尺的测速范围,调节与组织血流速度匹配的脉冲重复频率(PRF),减少彩色混叠。Baseline 键可以调节基线的位置上移或下移。

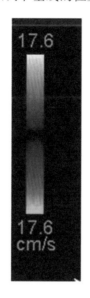

图 1 - 3 - 10　显示屏一侧的彩色柱条,同时显示血流速度参考值

2. 血流取样框大小及偏转角度:在 B 型模式下,通过选择彩色血流模式,屏幕上会出现一个彩色取样框叠加在 B 型图像上,根据需要观察的区域,可以调节取样框的大小和位置(图 1 - 3 - 11)。合适的取样框偏转角度,对于获取清晰的血流图像至关重要。当血管与扫描声束接近垂直时,将探测不到有效的血流信号,可以通过偏转彩色取样框,改变扫描声束的入射角,从而获得清晰的血流信号。

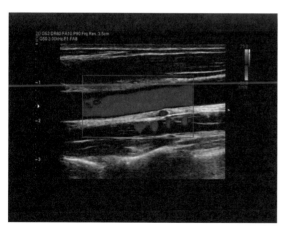
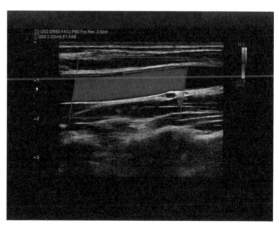

A                                    B

图 1 - 3 - 11　彩色血流模式
A. 彩色取样框与血管垂直;B. 彩色取样框与血管偏转。

## 六、设备维护

1. 设备的清洁:包括对探头显示器控制面板及其外壳的清洁,应使用柔软的干布擦拭。若有顽固性污迹,可使用软布蘸少许温和肥皂水擦除,然后风干。对于裸露在外的电源插口,清洁时用软刷轻轻刷去上面的灰尘,不能用蘸水的湿布擦拭。

2. 定期备份数据:将设备内置工作站内的患者报告及图像以 PC 格式或 DICOM 格式备份至外接存储器。

## 七、超声生物学效应与安全性

1. 当超声辐照组织时,有两个明确的生物效应机制:热效应(产热)和非热效应(空化)。

2. 热指数(thermal index,TI):是指用来提供在"合理的最坏情况条件"下可能升温的一种估计。美国食品药品监督管理局建议,除眼科之外的所有超声应用的 TI 不得超过 6.0(眼科应用的 TI 最大为 1.0)。

3. 空化效应:是指超声波产生一种通过组织传播振荡的压力波,这种压力波可以涉及气泡的产生、增大,以及可能的溃破。机械指数(mechanical index,MI)与产生空化的可能性有关。美国食品药品监督管理局规定所有超声应用的 MI 最大为 1.90(眼科应用最大为 0.23)。MI 和 TI 是对产生某种生物学效应危害的一种粗略估计,数值越高,表明生物学效应产生危害的可能性越大(图 1-3-12)。

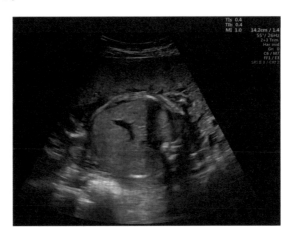

**图 1-3-12 图像右上角显示 MI、TI**

4. ALARA 原则:为安全起见,在诊断过程中必须遵循最小剂量(as low as reasonably achievable)原则,即 ALARA 原则。

(姜 凡)

# 第四节　超声诊断报告原则

超声报告作为超声医师出具的文字资料,不仅在本医院内部作为诊断资料使用,在医院间也要求能够互认、共享,在医疗纠纷、医疗事故处理、伤残鉴定和医疗保险理赔中也是重要的举证材料。因此,超声报告单的格式、内容必须客观、规范。

## 一、基本信息

内容包括受检者的姓名、性别、年龄、申请科室、检查部位、仪器信息、门诊号或住院号和床号、超声检查号等。

## 二、图像部分

报告中超声图像的数量一般为2～3幅,一些特殊病例或者特殊检查(如中孕期胎儿形态学筛查)可适量增加图像数量。采集的图像应尽可能显示被检查部位疾病的特征声像图,如胆囊结石伴后方声影、肝囊肿后方回声增强等。

使用图像体表标记或图像注释,表明图像取自哪个部位。检查中如未发现病变,应至少采集2幅图像,记录所检查区域的声像图情况。

## 三、超声描述部分

超声描述部分是将超声操作过程中所获得的所有超声影像信息进行分析和总结后,通过规范化的专业术语加以客观描述,以支持超声检查所得出的诊断结论,或者以说明介入性超声诊疗的过程和结果。

报告需描述被检查脏器的大小(必要时测量)、形态、内部结构、血流充盈情况,如发现病变,需描写病变所在的位置、大小、内部回声、形态、边界和边缘、血流分布,以及与周围组织的关系,等等。特殊征象视疾病而论,如乳腺肿瘤伴发钙化,需描述强回声的位置、大小,胆囊结石还需观察其活动度等。还有一些鉴别疾病的试验需要单独描写,如眼睛检查时的运动及后运动实验等。

介入性超声按照操作步骤对操作的过程及结果分别进行描述,应包括选择穿刺部位及穿刺针型号、麻醉药品及方式、抽吸液体的量及性状、注入硬化剂的名称及剂量、术后留观时间、术中及留观期间的不良反应,以及不良反应的处理等。

## 四、超声检查结论(超声提示)

首先要确定所检查部分有无病变,如有病变,确定病变的物理性质是实性、囊性还是混合性,最后结合临床资料和体征,给出超声诊断或病理的提示性意见,按可能性大小给出1个或2个意见。由于某些因素的干扰,未能得到满意的供诊断用的超声图像,应在诊断报告中予以说明。如腹腔胀气导致检查脏器显示不清,可建议患者随访或者结合其他检查。

大多数情况下,单纯根据超声影像表现是很难或者是不能做出病因诊断和病理诊断的,仅在少数情况下可以做出病因诊断和病理诊断,如胆囊、膀胱、输尿管结石、子宫肌瘤、肝囊肿、肾囊肿等。因此,在写超声提示时,必须要结合临床,在病理诊断后增加"可能、待排"等字样,以避免误导临床医生,进而带来不必要的纠纷等。

乳腺肿瘤图像诊断分类标准推荐采用美国放射学会推行的 BIRADS - US 标准(乳腺报告和数据系统——超声报告的图像标准和分类)对结节进行分类提示。

## 五、报告医师与审核医师

报告医师与审核医师签字一般放置在超声报告的右下角区域。医师资质按照国家有关规定执行。

## 六、报告时间

报告时间是指发出超声报告的具体时间,常常精确到秒。

(彭　梅)

# 第二章 消化系统

## 第一节 肝 脏

### 一、肝脏弥漫性病变

1.肝炎:见图2-1-1。

【声像图】

(1)急性肝炎:轻度急性肝炎时,无明显异常;中重度急性肝炎时,肝脏体积增大,实质内回声减低,形态饱满,表面光滑。

(2)慢性肝炎:轻度慢性肝炎时,超声检查上无明显改变;中重度慢性肝炎时,肝脏大小一般正常,肝包膜回声稍粗、欠光整,边缘变钝,肝内回声增粗,分布欠均匀,肝内管道显示欠清晰。

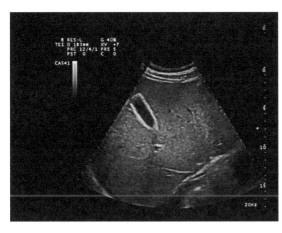 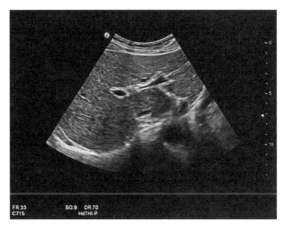

A                                                                 B

图2-1-1 肝炎

A.急性肝炎:肝脏体积增大,回声减低;B.慢性肝炎:肝脏回声增粗,分布欠均匀。

2.肝硬化:见图2-1-2。

【声像图】

(1)肝脏体积缩小,右肝萎缩,左肝代偿性增大。

(2)肝包膜凹凸不平,呈波浪状、锯齿状、驼峰状,肝边缘角变钝或不规则。

17

（3）肝实质回声粗糙，分布不均匀。

（4）肝静脉变细，显示不清。

（5）胆囊壁增厚，呈"双边"影像。

（6）伴有脾大、腹腔积液、门静脉主干内径＞14 mm、侧支循环建立等门静脉高压征象。

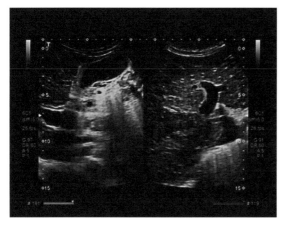 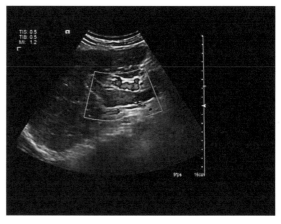

A                                      B

**图 2-1-2　肝硬化**

A.肝实质回声增强增粗，分布不均匀，胆囊壁增厚呈"双边"影；B.门静脉增宽，门静脉内栓子形成。

3.脂肪肝：见图 2-1-3。

【声像图】

（1）弥漫性脂肪肝：肝均匀性增大，表面圆钝，肝区呈弥漫性、密集的细小点状回声分布，呈"明亮肝"。肝脏近场回声增高，远场回声衰减。肝内血管结构显示模糊。

（2）局限性脂肪肝：肝内脂肪堆积局限于肝的某叶或某段，也可呈高回声。多见于胆囊窝旁、门静脉肝内分支周围。正常肝组织呈低回声区，无包膜，无明显立体感，周围血管走行正常。

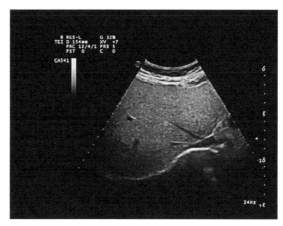

**图 2-1-3　脂肪肝**

肝区近场回声增高，远场回声衰减，肝内血管纹理欠清晰。

4.肝血吸虫病:见图2-1-4。

【声像图】

(1)急性期仅显示肝轻度肿大,以左叶明显,可见尾状叶肥大。

(2)纤维化期肝脏多有缩小,肝叶比例失调。

(3)肝区呈高回声纤维条索或网格状,呈"地图"样改变;血管纹理紊乱或模糊不清。

(4)脾脏显著增大。

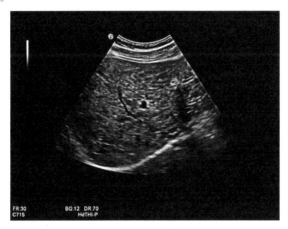

**图2-1-4　肝血吸虫病**

肝内回声增强、增粗,呈"地图"样。

## 二、肝脏局灶性病变

1.肝囊肿:见图2-1-5。

【声像图】

(1)形态规则,通常为圆形或椭圆形。

(2)包膜薄而清晰。

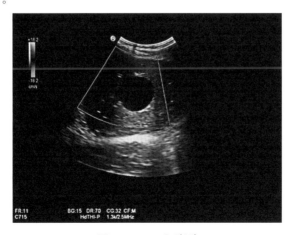

**图2-1-5　肝囊肿**

囊肿呈壁薄无回声,后方回声增强,CDFI:囊肿内及囊壁无血流信号。

(3)后壁及后方回声增强,两侧壁可出现"侧方声影"。

(4)CDFI:囊肿内及囊壁无血流信号。

2.肝脓肿:见图2-1-6。

【声像图】

细菌性肝脓肿在其形成的不同病理阶段有不同的超声表现。

(1)早期由于脓腔尚未形成,边界不清楚,形态欠规则,内部呈中低回声。

(2)成熟或液化期可出现典型的无回声区,脓肿壁呈典型、增厚的高回声,可厚薄不一,内壁常极不平整,呈"虫蚀"状改变。

(3)肝脓肿成熟期,彩色多普勒在液化区未显示彩色血流信号,但在脓肿壁上可测及少量动脉彩色血流信号,多呈低阻型,RI<0.60。

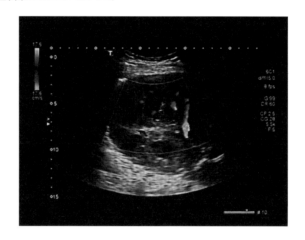

**图 2-1-6 肝脓肿**

脓肿边界不清楚,形态欠规则,内部呈中低回声,可有血流信号。

3.肝血管瘤:见图2-1-7。

【声像图】

(1)肝内圆形或不规则形回声,边界清晰,内部回声,呈"筛孔"状。小型肝血管瘤以高回声多见,中型及大型肝血管瘤以低回声为主,周边回声增强,在肝实质背景下呈"花瓣"状或"浮雕"状改变。

(2)CDFI:不易测及血流信号,有时肿瘤边缘部可显示血流。

4.肝细胞癌:见图2-1-8。

【声像图】

(1)肝细胞癌形态多呈圆形或类圆形,较大肝癌形态多不规则,体积较小时为低回声,中等大小时以高回声为主,体积较大时为混合回声。周边可见假包膜及低回声晕环,有较高的诊断特异性。

(2)小肝癌是指单发肝癌结节最大直径在3 cm以下或2枚结节的直径总和不超过3 cm,多数结节内部血流信号丰富,多为动脉性血流,RI>0.60,PI>0.90。

（3）间接征象：包括门静脉或肝静脉癌栓、肝表面局限性膨出、肝内管道受压等。腹盆腔癌结节腹膜后淋巴结转移。

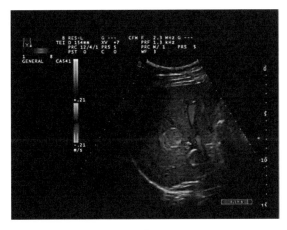 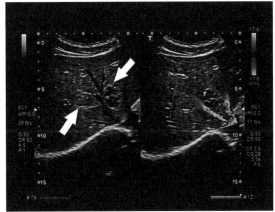

A                                       B

**图 2-1-7 肝血管瘤**

A.肝右叶均匀高回声区，边界清晰；B.肝内低回声灶（箭头所示），周边高回声环绕，内呈"浮雕"征。

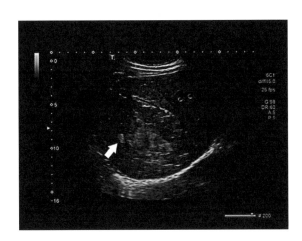

**图 2-1-8 肝细胞癌**

显示肝右叶不均质团块，边界尚清，周边有暗环，周围有小卫星灶（箭头所示）。

5.肝内血肿：见图 2-1-9。

【声像图】

（1）早期肝包膜下血肿可在肝实质与肝包膜之间显示梭形的无回声区或低回声区。随着时间的推移，血凝块机化后回声增强。

（2）中央型肝破裂：初期肝实质内出现边界不清的低回声或无回声区。血肿形成后，呈无回声区；血肿机化后，呈不规则高回声区。

（3）真性肝破裂：肝包膜回声连续性中断，可见无回声区向肝周间隙或腹腔内延伸，肝实质内有血凝块形成高回声。

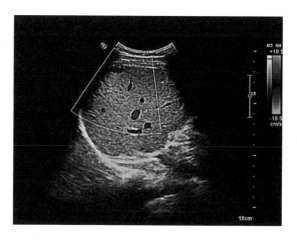

图 2-1-9 肝内血肿

肝包膜下边界尚清的无回声区,CDFI:内无血流信号。

6.肝包虫病:见图 2-1-10。

【声像图】

(1)肝包虫病可分为单发囊肿型、多发囊肿型、子囊孙囊型、内囊破裂分离型、囊壁钙化型、囊肿实变型、感染坏死型 7 型。

(2)单发囊肿型最常见,囊壁光滑完整呈双层,"双壁"征是本病特征性的声像图。子囊孙囊型为囊中囊的声像图,最具特征性表现,子囊中囊液可为无回声区,亦可为囊沙。

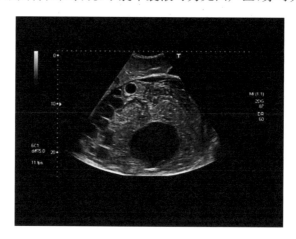

图 2-1-10 肝包虫病囊肿实变型

(胡　睿)

# 第二节 胆道系统疾病

## 一、胆囊疾病

1. 急性胆囊炎：见图 2-2-1。

【声像图】

(1)胆囊壁增厚。

(2)超声墨菲征阳性。

(3)胆囊体积多增大。

(4)大多数伴发结石。

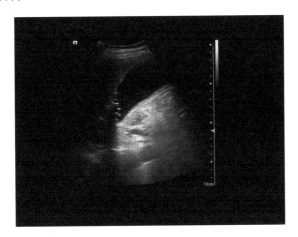

**图 2-2-1 急性胆囊炎**

胆囊体积增大，囊颈部见泥沙沉积。

2. 慢性胆囊炎：见图 2-2-2。

【声像图】

(1)胆囊壁增厚、粗糙。

(2)胆囊体积多缩小。

(3)胆囊内多数透声差。

(4)常伴发结石。

3. 胆囊结石：见图 2-2-3。

【声像图】

(1)胆囊内的强回声团。

(2)后方伴声影。

(3)改变体位可移动。

(4)囊壁-结石-声影构成"WES"征。

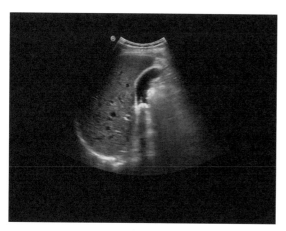

**图2-2-2 慢性胆囊炎**

囊壁毛糙,颈部显示结石高回声团伴声影。

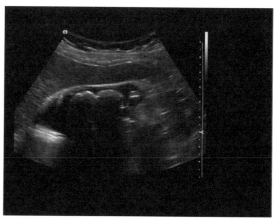

**图2-2-3 胆囊结石**

囊内2～3枚强回声团伴声影,
囊壁点状强回声伴"彗尾"征。

4.胆囊息肉样病变:见图2-2-4。

【声像图】

(1)附着于胆囊壁的中等回声,后方不伴声影。

(2)位置固定。

(3)可单发,也可多发,体积小,一般小于10 mm。

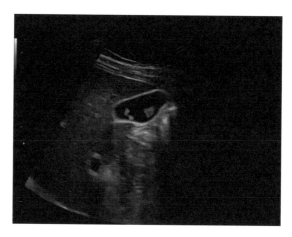

**图2-2-4 胆囊息肉样病变**

胆囊内数个附壁中等回声。

5.胆囊腺肌症:见图2-2-5。

【声像图】

(1)受累胆囊壁局限性或弥漫性增厚。

(2)增厚的胆囊壁内可见蜂窝样无回声区,或伴散在的点状强回声。

(3)根据受累部位及范围可分为局限性、节段性及弥漫性胆囊腺肌症。

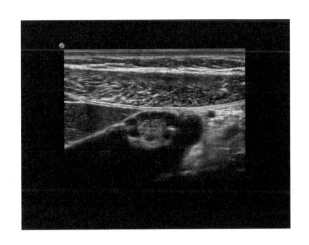

**图 2 - 2 - 5 胆囊腺肌症**

胆囊底部局限性肌层增厚,内见蜂窝状无回声区。

6.胆囊癌:见图 2 - 2 - 6。

【声像图】

(1)结节型:囊壁单发乳头状结节突入胆囊腔,多大于 10 mm,基底较宽,与胆囊壁分界不清。CDFI:病变内部有较丰富血流信号。

(2)囊壁增厚型:胆囊壁不规则增厚,以颈部或体部更为显著,多数为低回声,囊腔不均匀狭窄或扩张,常累及肝脏。

(3)实块型:胆囊区实性肿块,胆囊腔消失。

(4)混合型:囊壁增厚型和结节型同时存在。

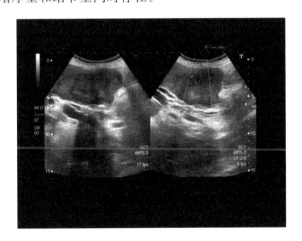

**图 2 - 2 - 6 胆囊癌**

胆囊窝显示低回声包块,内部可见血流信号,无胆汁显示。

## 二、胆管疾病

1.胆管癌:见图 2 - 2 - 7。

【声像图】

（1）肝内胆管癌：肝内实性结节，无明显边界，或胆管内实性结节，近端胆管扩张。

（2）肝门部胆管癌：肝门部胆管截断，截断处可见实性结节，边界不清，常伴肝内胆管高度扩张，呈"蟹足"样改变。

（3）远端胆管癌：肝门部、胆总管内实性结节，边缘不光整，局部胆管壁连续中断，其近端胆管扩张。胆总管下端癌常可引起胰管扩张。

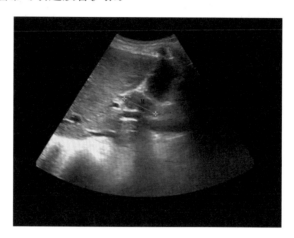

**图 2-2-7　胆管癌**

肝门部胆管内低回声区，两个"＋"为测量标尺。

2.胆管扩张：见图 2-2-8。

【声像图】

（1）肝内胆管扩张：扩张的肝内胆管与伴行的门静脉呈"平行管"征。

（2）胆总管囊状扩张：胆总管增宽，内径一般大于 8 mm。

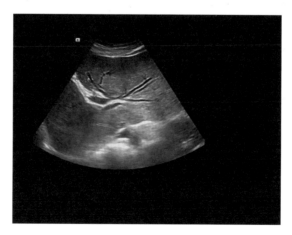

**图 2-2-8　胆管扩张**

显示左肝内胆管扩张，与伴行门静脉呈"平行管"征。

（欧莉莉）

# 第三节 胰腺疾病

## 一、急性胰腺炎

【声像图】

1.水肿型:胰腺多为弥漫性肿大,也可为局限性肿大;胰腺轮廓尚清晰,内部回声减低(图2-3-1)。

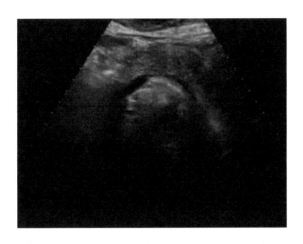

**图 2-3-1 水肿型**

胰腺弥漫性肿大,轮廓尚清晰,实质回声略减低。

2.出血坏死型:胰腺明显肿大;轮廓模糊不清;内部回声强弱不均并伴有无回声区。急性胰腺炎常伴有邻近肠管扩张,蠕动消失(图2-3-2)。

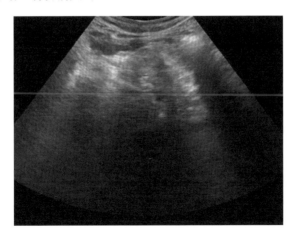

**图 2-3-2 出血坏死型**

胰腺明显肿大,轮廓模糊不清,回声强弱不均。

## 二、慢性胰腺炎

【声像图】

见图 2 - 3 - 3。

(1)约半数胰腺大小仍在正常范围内,也可表现为全胰腺肿大或局限性肿大及胰腺缩小。

(2)与周围组织的界限不清。

(3)胰腺内部回声多增粗、增强,分布欠均匀。

(4)部分慢性胰腺炎合并囊肿形成。一类是假性囊肿,体积较大,位于表面;另一类是潴留性囊肿,一般较小,单发,位于胰管附近。

(5)胰腺主胰管不规则扩张(管径常>3 mm),呈囊状、扭曲或串珠状。

(6)胰管内有时可见强回声团,后方有声影。

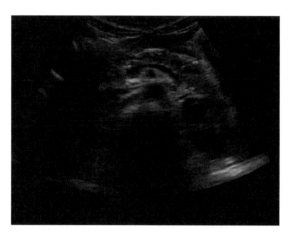

**图 2 - 3 - 3 慢性胰腺炎**

胰腺增大不明显,包膜粗糙,主胰管不规则扩张,内可见强回声。

## 三、胰腺良性肿瘤

1.胰腺囊腺瘤:见图 2 - 3 - 4。

【声像图】

多呈无回声区,包膜多完整,内可见分隔,呈单房或多房样,内透声好,部分可见间隔上稍强回声,囊壁厚薄不均匀。

2.胰岛素瘤:见图 2 - 3 - 5。

【声像图】

一般较小,平均直径 1～2 cm,常位于胰腺体尾部,肿瘤为边缘光滑、回声均匀的低回声结节。彩色多普勒可显示血流信号。

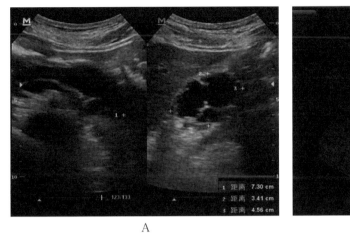
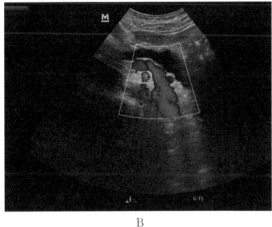

A                                    B

**图 2 - 3 - 4  胰腺囊腺瘤**

A. B. 胰体尾部见范围约 73 mm×43 mm×34 mm 的无回声区,包膜完整,内壁厚薄不均匀,有高回声分隔,无明显血流信号。

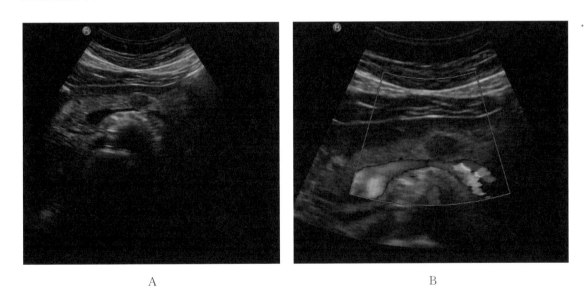

A                                    B

**图 2 - 3 - 5  胰岛素瘤**

A. B. 胰体部探及大小约 16 mm×16 mm 的低回声灶,边界清,形态规则,内部回声均匀。

## 四、胰腺恶性肿瘤

**【声像图】**

见图 2 - 3 - 6。

(1)胰腺局限性肿大或膨出。

(2)肿物呈分叶或不规则形状,边界不清。

(3)肿块多数为低回声。

（4）胰头癌往往使胆管、胰管梗阻扩张。

（5）彩色多普勒可显示肿块周围的血管狭窄、闭塞或静脉内栓子。

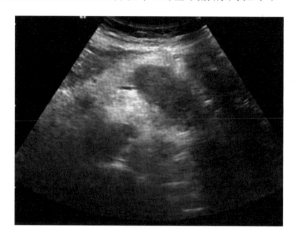

**图 2 - 3 - 6　胰腺恶性肿瘤**

胰体尾部可见低回声，边界尚清。

（王永丽）

# 第四节　脾　　脏

## 一、正常脾脏声像图

成人脾脏最大斜径 8～12 cm，厚径 3～4 cm，肋下不可及。表面光滑，内部回声均匀一致呈中等回声，脾门处可见血管回声。脾静脉内径不超过 0.8 cm。

CDFI：脾血管呈条状从脾门处进入脾实质内，并在其内分支（图 2 - 4 - 1）。

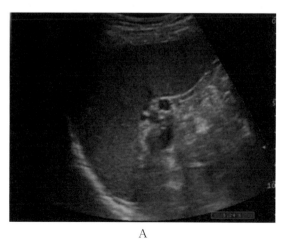
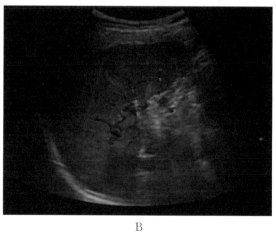

A

B

**图 2 - 4 - 1　正常脾脏**

A.B. 正常脾脏长轴切面声像图及脾门处血管，红色为脾动脉，蓝色为脾静脉。

## 二、脾脏疾病

1.脾大:见图 2-4-2。

【声像图】

(1)成人脾门部厚径>4 cm,脾脏长径>12 cm。轻度肿大:形态正常,内部回声均匀呈中等回声,肋下 2~3 cm。中重度肿大:形态饱满,外形失常,脾门切迹可消失,内部回声均匀减低,下缘近脐,甚至盆腔。

(2)CDFI:脾静脉内径可正常或有不同程度增宽,脾静脉流速可增快。

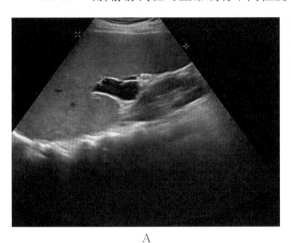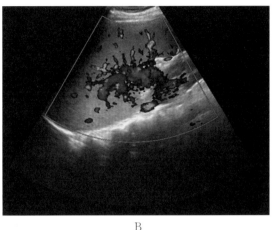

A                                         B

**图 2-4-2 脾大**

A.B.脾静脉增宽二维声像及 CDFI。

2.副脾:见图 2-4-3。

【声像图】

(1)脾门区或脾上下极包膜外见单发或多发的类圆形实性回声,边界清晰,形态规则,包膜完整,内部回声与脾脏回声一致。

(2)CDFI:类似副脾脾门处可见血流信号。

3.脾囊肿:见图 2-4-4。

【声像图】

(1)脾脏大小正常或体积增大,内见单发或多发无回声区,边界清晰,壁薄光滑,内透声佳,后方回声增强。合并出血或感染时,内部回声增多。若囊壁钙化,可见强回声斑。

(2)CDFI:内部无血流信号。

4.脾血管瘤:见图 2-4-5。

【声像图】

(1)脾脏大小正常,脾实质内单发或多发的圆形或类圆形稍高回声灶,呈"筛网"状,边界清晰,形态规则,瘤体较大时内部回声强弱不均,探头加压可使肿块压瘪变形。

(2)CDFI:内无明显血流信号,个别在瘤体周边测及点状或短线状血流。

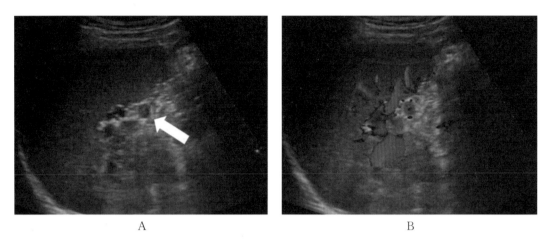

图 2 - 4 - 3　副脾

A. 脾门处类圆形中等回声,与脾脏回声一致;B. CDFI 可见血流信号。

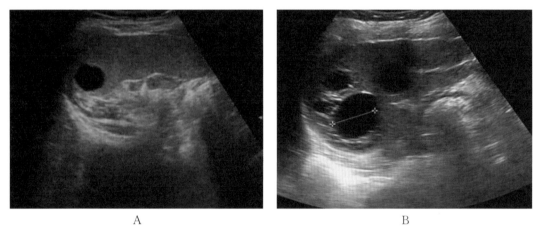

图 2 - 4 - 4　脾囊肿

A. 脾单发囊肿;B. 脾多发囊肿。两者均为壁薄无回声。

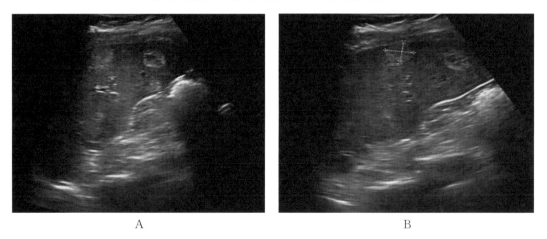

图 2 - 4 - 5　脾血管瘤

A. B. 脾内多发高回声区,边界清晰,部分内部回声不均匀。

5.脾淋巴瘤:见图 2-4-6。

【声像图】

(1)脾脏体积正常或增大,内见单个或多个低回声或极低回声灶,边界清晰,无明显包膜,个别呈蜂窝状低回声区。肿瘤增大,相互融合或呈分叶状。

(2)CDFI:周边及内部可见血流信号。

(3)声像图难以与脾转移性肿瘤区分。

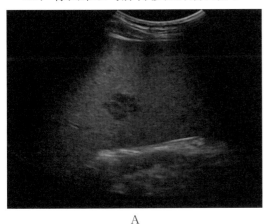 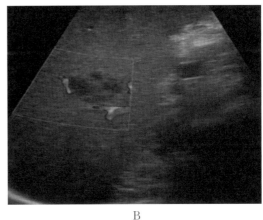

A                                           B

图 2-4-6 脾淋巴瘤

A.脾淋巴瘤呈低回声区,边界清晰,无明显包膜;B.周边及内部可见血流信号。

6.脾转移性肿瘤:见图 2-4-7。

【声像图】

(1)脾脏大小正常或增大,脾实质内可见单发或多发病灶,低回声多见,部分周边可见晕环,伴内部出血、坏死时,回声减低,不均匀。

(2)CDFI:内及周边可见血流信号。

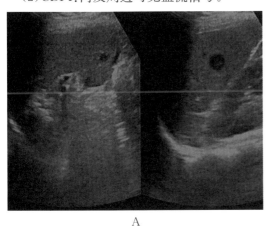 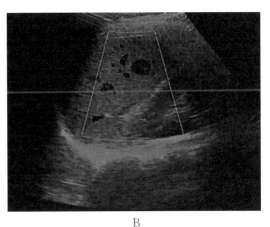

A                                           B

图 2-4-7 脾转移性肿瘤

A.脾内单发低回声灶,边界清晰,周边可见晕环;B.CDFI内及周边可见血流信号。

（王修丽）

# 第三章　腹部血管及肾上腺

## 第一节　腹　部　血　管

### 一、腹主动脉及其主要分支疾病

腹主动脉真性动脉瘤

【声像图】

见图 3-1-1。

(1)病变段腹主动脉失去正常形态,局限性扩张,管径>3 cm 或扩张处管径是相邻正常部位的 1.5 倍,多呈梭形或纺锤形。

(2)瘤壁仍表现为动脉壁的各层结构,瘤体内常见附壁血栓。

(3)CDFI:瘤腔内出现涡流,呈红蓝相间的混杂血流信号。

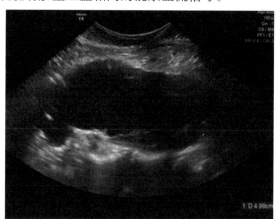

图 3-1-1　腹主动脉真性动脉瘤

腹主动脉局部明显增宽,附壁可见低回声血栓。

### 二、下腔静脉及其主要分支疾病

(一)布-加综合征

【声像图】

见图 3-1-2。

1.下腔静脉阻塞型。

（1）下腔静脉膜性阻塞：于下腔静脉近右心房处或肝静脉开口处探及隔膜，呈薄膜状，回声各异，纤维化或钙化时呈强回声。

（2）下腔静脉节段性阻塞：静脉受压变窄，甚至闭塞，部分可见血栓或瘤栓形成，管腔内见实性低回声或中强回声，血流充盈缺损。

2.肝静脉阻塞型：肝静脉或副肝静脉节段性或广泛性阻塞，可合并血栓形成。

3.混合型：肝静脉和下腔静脉均见阻塞，可合并血栓形成。

4.肝脏改变：急性或亚急性期呈淤血肝大表现，晚期呈肝硬化表现。

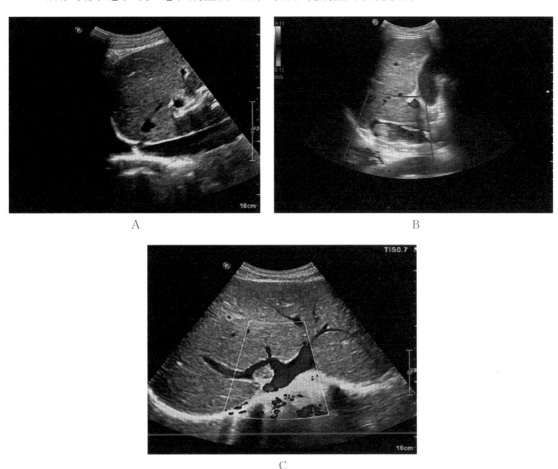

图 3-1-2 布-加综合征

A.下腔静脉膜性阻塞：下腔静脉入右心房口处可见隔膜；B.下腔静脉节段性阻塞：肝后段内栓子致管腔狭窄；C.肝静脉阻塞型：肝中静脉与肝右静脉之间可见红色信号的交通支。

## （二）左肾静脉疾病

左肾静脉压迫综合征（胡桃夹现象）：见图 3-1-3。

【声像图】

（1）腹主动脉与肠系膜上动脉之间夹角变小，致使走行其间的左肾静脉狭窄及其远心段扩张。

(2)仰卧位探查腹主动脉与肠系膜上动脉之间夹角小于45°,左肾静脉扩张部位内径与狭窄处内径比值>3,脊柱后伸位15~20 min后此比值>4。

(3)CDFI:夹角处血流速度明显增快,远端扩张左肾静脉血流速度缓慢。

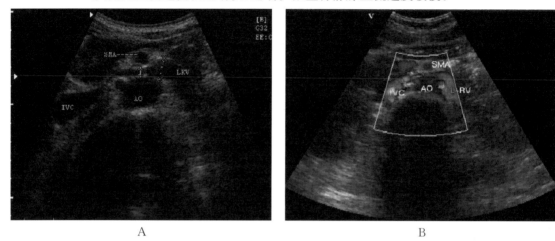

图3-1-3　压迫综合征

A.B.腹主动脉与肠系膜上动脉之间的左肾静脉明显受压变细,远端扩张。

## 三、门静脉系统病变

1.门静脉栓子形成:见图3-1-4。

【声像图】

(1)门静脉增宽。

(2)门静脉腔内呈等回声或稍高回声团,局部管腔内血流充盈缺损,癌栓回声与血栓类似。

(3)血栓多合并肝硬化,癌栓旁多可见原发肿瘤。

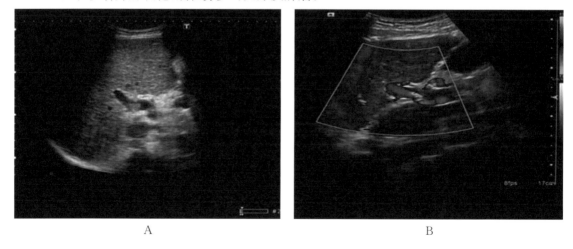

图3-1-4　门静脉栓子形成

A.箭头示门静脉右支主干内栓子回声;B.CDFI示门静脉主干内栓子处血流充盈缺损。

2.门静脉海绵样变性:见图 3-1-5。

【声像图】

(1)门静脉主干增宽,内有实质性回声充满管腔或门静脉主干显示不清。

(2)在门静脉主干周围可见管道状、蔓藤状或蜂窝状无回声。

(3)CDFI 在病变处可见暗淡血流信号,PW 显示为静脉血流。

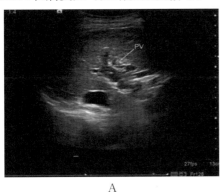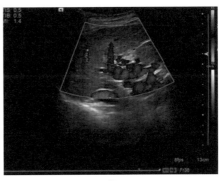

A　　　　　　　　　　　　　　　　B

**图 3-1-5　门静脉海绵样变性**

A.门静脉回声呈蔓藤状改变;B.CDFI 示海绵样变性的门静脉呈蜂窝状分布的静脉血流信号。

3.门静脉高压:见图 3-1-6。

【声像图】

(1)肝脏体积缩小,边缘变钝,包膜不平整;脾脏体积增大。

(2)门静脉、脾静脉扩张,主干内径>14 mm,脾门静脉主干内径>8 mm。

(3)门-体侧支循环形成:脐静脉开放、胃底食管静脉曲张、胰腺体尾周围脾-肾和胃-肾静脉侧支增宽增多。

(4)腹腔内游离无回声。

(5)CDFI:门静脉内血流颜色暗淡,流速明显减低,严重时甚至可为双向或反向血流,门静脉主干血流速度<10 cm/s。

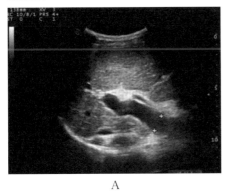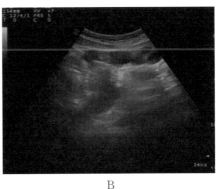

A　　　　　　　　　　　　　　　　B

**图 3-1-6　门静脉高压**

A.显著扩张的门静脉;B.脐周静脉可见明显扩张。

(方凌峰)

# 第二节 肾 上 腺

## 一、肾上腺皮质腺瘤

【声像图】

见图 3-2-1。

(1)通常为单侧单发,声像图示瘤体小,呈圆形或类圆形。

(2)境界清楚,内部回声呈均匀的低回声。

(3)CDFI:瘤体内血流信号较少。

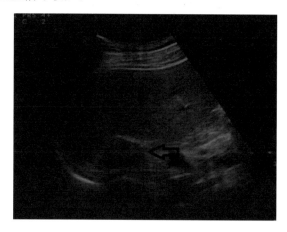

图 3-2-1　右侧肾上腺皮质腺瘤

## 二、肾上腺髓质嗜铬细胞瘤

【声像图】

见图 3-2-2。

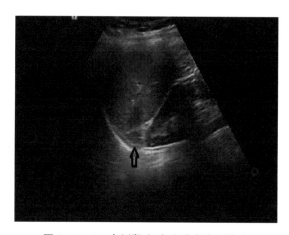

图 3-2-2　右侧肾上腺髓质嗜铬细胞瘤

（1）肾上腺区圆形或椭圆形肿块,肿块大小多为 3～5 cm。

（2）肿块内部回声多呈均匀低回声;肿瘤出血时,为圆形或不规则无回声;囊性变时,为不均匀低回声或混合回声。

（3）CDFI:肿瘤内可见点状或条状血流信号。

（方凌峰）

# 第四章 胸 腹 腔

## 第一节 胸 腔 积 液

### 一、正常胸腔

【声像图】

见图 4-1-1。

两层胸膜呈一光滑线状高回声,呼吸时两层胸膜各自随胸壁移动。

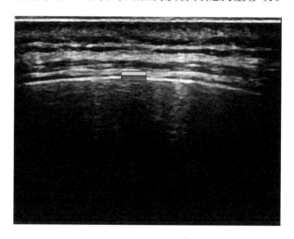

图 4-1-1 正常胸腔声像图

黄色标识代表壁层胸膜,红色标识代表脏层胸膜,其深部为肺组织。

### 二、胸腔积液

1.游离胸腔积液:见图 4-1-2。

【声像图】

(1)胸膜的脏层与壁层分离,两层间出现游离无回声区,后方回声增强。

(2)因积液性质不同,无回声内透声程度不同。

(3)大量积液可伴有压缩性肺不张。

(4)内部无血流信号。

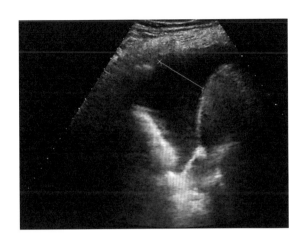

图 4-1-2　胸腔内游离无回声区

2.包裹性胸腔积液:见图 4-1-3。

【声像图】

(1)形态不规则的无回声区,多局限于胸腔侧壁或后壁,局部胸膜增厚,液体无流动性。

(2)内可见纤维条索样分隔。

(3)CDFI:内部无明显血流信号。

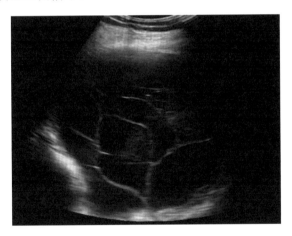

图 4-1-3　局限性包裹的蜂窝状无回声区

(王修丽)

# 第二节　胸壁-胸膜病变

## 一、胸壁肿瘤

胸壁肿瘤泛指皮肤、皮下、乳腺外的胸壁深层组织肿瘤,本节特指发生在胸膜的局限性间皮瘤。

1.胸壁良性肿瘤。

【声像图】

(1)多发生在胸腔下半部,局限性胸膜增厚。

(2)以胸膜为基底的肿块,多为低回声,内部回声均匀,边缘光整。

(3)随呼吸运动可见肿块与其下方的肺组织产生相对的滑动征。

(4)CDFI:内部及周边可有血流信号。

2.胸壁恶性肿瘤:见图4-2-1。

【声像图】

(1)形态不规则,回声有强有弱,不均匀,周邻组织受侵犯时,边界不清晰,位置固定,侵犯胸膜时可产生胸腔积液。

(2)CDFI:其内及周边可见血流信号。

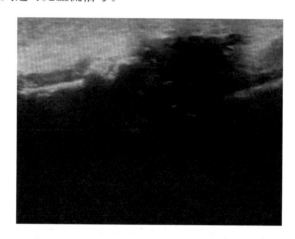

图4-2-1 胸壁恶性肿瘤声像图

## 二、胸膜病变

1.胸膜良性病变:见图4-2-2。

【声像图】

(1)胸膜增厚可呈局限性或弥漫性。

(2)局限性良性肿瘤呈团块状或类圆形,边界清晰,形态规则,位于胸腔内,回声可呈高回声或低回声。呼吸时可显示滑动征。

(3)CDFI:肿块内部及周边可无血流信号。

2.胸膜恶性病变:见图4-2-3。

【声像图】

(1)肿瘤位于胸壁和肺之间,自胸膜壁层向胸腔内凸起的不规则形团块,与胸壁分界不清,可伴有胸腔积液。

(2)CDFI:肿瘤内部及周边可见血流信号。

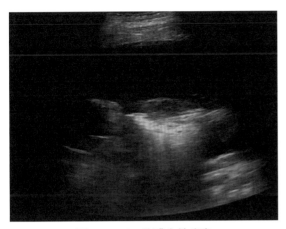

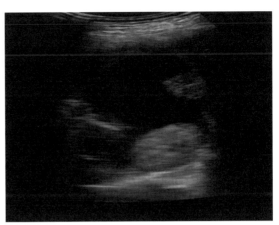

图 4-2-2 胸膜良性病变

弥漫性增厚的胸膜呈低回声,胸腔内见积液无回声,实变肺组织被积液包绕。

图 4-2-3 胸膜恶性病变

胸膜壁层向胸腔内凸起的多发低回声灶,形态不规则。

（王修丽）

# 第三节 腹 腔 积 液

【声像图】

见图 4-3-1。

(1)腹腔内游离的无回声区,内透声佳,可出现于肝周、脾周、结肠旁区、双侧髂窝。

(2)少量腹腔积液平卧位多位于肝肾隐窝,站立位多位于盆腔。

(3)当出现部分包裹时,无回声区内可见单发或多发分隔,透声欠佳。

(4)CDFI:无回声内无血流信号,部分分隔可见血流信号。

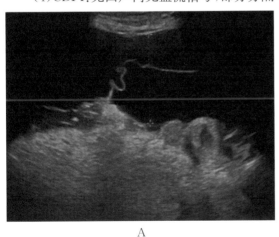

A

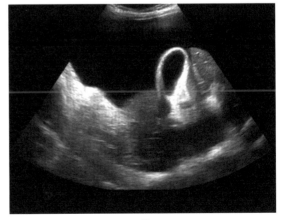

B

图 4-3-1 腹腔积液

A.腹腔内大片无回声区,可见肠管漂浮其中;B.胆囊周围大片无回声。

（王修丽）

# 第四节 周围型肺病

## 一、肺炎、肺实变

【声像图】

见图 4-4-1。

(1)肺组织大多类似实性组织回声,边界清晰。

(2)呈楔形或三角形。

(3)表现为中等回声或低回声,内部可见呈平行线样结构的"支气管"征。

(4)实变组织内可见动脉血流。

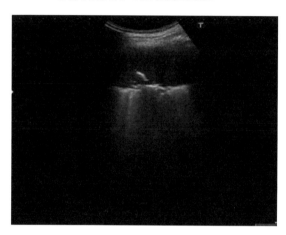 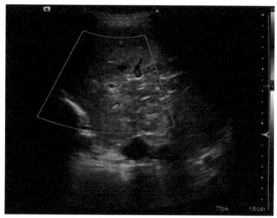

A        B

**图 4-4-1 肺炎、肺实变**

A. 实变的炎性肺组织;B. 内部可见"支气管"征及血流信号。

## 二、周围型肺肿瘤

【声像图】

见图 4-4-2。

(1)肿瘤位于肺的周边部分,毗邻胸膜,多呈类圆形或分叶状。

(2)内部多为低回声,合并坏死者,内部回声不均匀。

(3)呼吸时受周围含气肺组织覆盖,边界不清。

(4)常伴有积液。

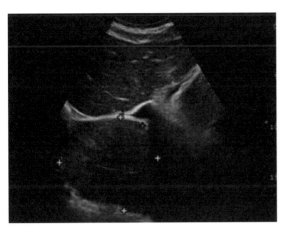 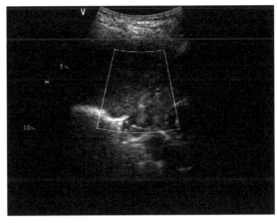

A B

**图 4 - 4 - 2 周围型肺肿瘤**

A. 膈肌上方可见右下肺实性肿块;B. 肺肿块内可见较丰富的血流信号。

（方凌峰）

# 第五章 泌尿系统

## 第一节 肾 脏

### 一、肾脏先天性发育异常

1.马蹄肾:见图 5-1-1。

【声像图】

(1)肾脏位置较低,一侧或双侧肾脏不位于肾窝内,双肾下极组织于脊柱前方融合。

(2)CDFI:肾脏内部血流正常。

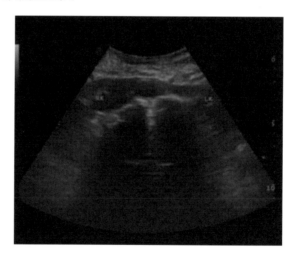

**图 5-1-1 马蹄肾**

腹部横切面示双肾下极于脊柱前方融合。

2.重复肾:见图 5-1-2。

【声像图】

肾脏体积增大,可见两个集合系统,分别通过两条输尿管延续,常伴有一条输尿管开口异常,相应输尿管及肾盂扩张。

3.肾异位:见图 5-1-3。

【声像图】

(1)单侧或双侧肾脏位于盆腔中。

(2)常伴有转位不全,肾门向前,肾动脉起源在主动脉分叉上方或由其他分支发出,且常伴有其他复合畸形,部分可呈囊性变。

(3)与先天性孤立肾鉴别,位于正常肾窝内的肾脏对于异位肾来说大小正常,而孤立肾常因代偿而增大。

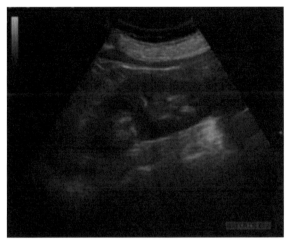

图 5-1-2 重复肾

显示双集合系统。

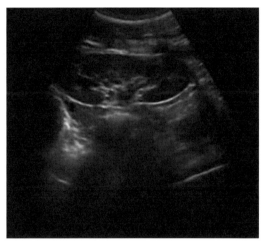

图 5-1-3 肾异位

正常右肾未见,于右下腹盆腔探测到肾脏结构,肾门朝向后下。

## 二、肾囊性病变

1.单纯性肾囊肿:见图 5-1-4。

【声像图】

肾实质内单个或数个呈圆形无回声区,囊壁薄而光滑,后方回声增强,常向肾表面凸出,大小不一。

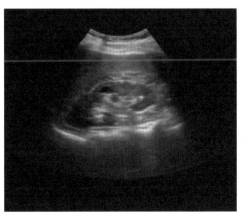

图 5-1-4 单纯性肾囊肿

肾脏中部见一直径 10 mm 的无回声区。

2.肾盂源性囊肿:见图 5-1-5。

【声像图】

(1)位于肾实质内,与肾盂或肾盏相通。

(2)压迫肾盂、肾盏,出现肾积水的无回声。

(3)当囊腔内有砂样结石形成时,可出现"彗尾"征。

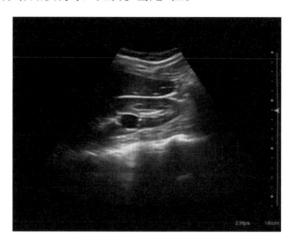

**图 5-1-5　肾盂源性囊肿**

肾盂内见一直径 15 mm 的无回声区。

3.多囊肾:见图 5-1-6。

【声像图】

(1)双肾脏体积增大,形态失常。

(2)全肾皮质及髓质内布满大小不等的无回声区。

(3)部分无法分清肾实质回声与肾窦回声。

(4)肾实质受压萎缩。

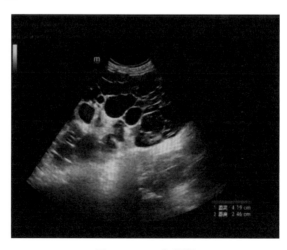

**图 5-1-6　多囊肾**

## 三、肾结石

【声像图】

见图 5-1-7。

(1)肾盂或肾盏内一个或多个强回声团,呈圆形或椭圆形,后方伴声影。

(2)CDFI:结石部位可见彩色混响信号。

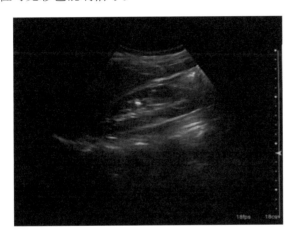

**图 5-1-7　肾结石**

肾脏中部集合系统内见一长径 4 mm 的强回声团。

## 四、肾脏肿瘤

1.肾恶性肿瘤:见图 5-1-8。

【声像图】

(1)肾区出现占位性病灶,局部向肾表面隆起或挤压肾盂,呈圆形或类圆形。

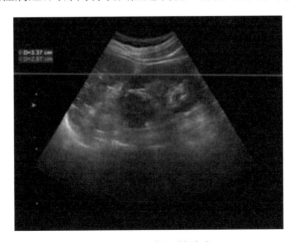

**图 5-1-8　肾恶性肿瘤**

肾脏上极见一大小约 33 mm×30 mm 的低回声灶,局部肾盏受压。

(2)肾肿瘤有包膜回声,内部回声多变,以低回声及中等回声为主,偶呈高回声及不均匀回声。

(3)CDFI:①抱球型最多见,肿瘤周边可见动脉血流环绕,并有部分动脉进入瘤内;②"星点"状血流信号;③"火球"状血流信号,瘤内血管丰富。

2.肾良性肿瘤(错构瘤):见图5-1-9。

【声像图】

(1)肾皮质内见一个或数个高回声团。

(2)边界清晰,形态规则。

(3)内部回声分布均匀。

(4)部分较大者,肿块因出血致内部回声不均,呈高、低回声相间的层状结构,似"洋葱皮"结构。

(5)CDFI:小的错构瘤无彩色血流信号,大的瘤体可有少量血流信号。

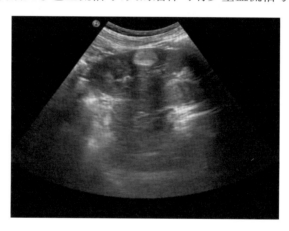

**图5-1-9  错构瘤**

肾脏中部见一高回声团,边界清晰。

## 五、肾性肾功能不全

肾功能不全分为急性肾功能不全和慢性肾功能不全。

【声像图】

(1)急性肾功能不全肾脏体积增大,皮质增厚,回声增强。锥体回声减低,可出现肾周积液或腹腔积液。

(2)慢性肾功能不全肾脏体积缩小,皮质回声增强,皮髓质分界不清晰(图5-1-10)。

(3)CDFI:慢性肾功能不全双肾内血流稀疏。

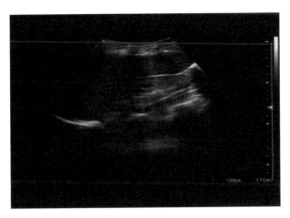

图 5-1-10 右肾慢性肾功能不全

## 六、移植肾

【声像图】

见图 5-1-11。

(1)移植肾位于一侧髂外血管前方,肾脏大小略大于正常肾,内部回声与正常肾脏无明显差异。

(2)急性排异反应:①肾脏体积增大,透声增强,髓质锥体肿大、回声减低,皮髓质界限不清,肾窦回声减低。②CDFI:肾内彩色血流明显减少,血管呈断续、"星点"状或"斑片"状。

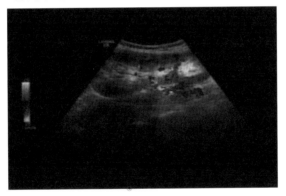

图 5-1-11 移植肾

CDFI示盆腔内移植肾血流分布正常。

(吴 军)

# 第二节 输 尿 管

## 一、输尿管结石及梗阻

【声像图】

见图 5-2-1。

（1）直接征象：输尿管内可见强回声团后方伴声影。

（2）间接征象：多伴有输尿管扩张和同侧肾脏积水。

（3）CDFI：结石后方伴有快闪伪像。

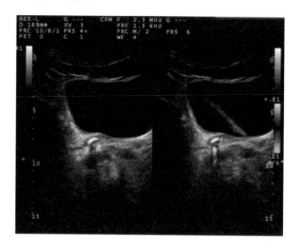

图 5 - 2 - 1　右侧输尿管下段结石

结石后方伴有快闪伪像。

## 二、输尿管肿瘤

【声像图】

见图 5 - 2 - 2。

（1）输尿管内可见实性低回声。

（2）可伴有输尿管近端扩张和同侧肾脏不同程度积水。

（3）CDFI：内部可见血流信号。

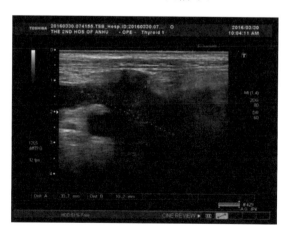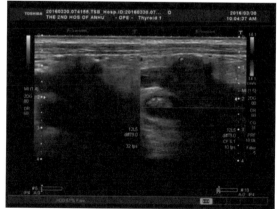

图 5 - 2 - 2　输尿管及周围肿瘤

CDFI：内部可见血流信号。

（单　永）

# 第三节 膀 胱

## 一、膀胱结石

**【声像图】**

见图 5 - 3 - 1。

(1)膀胱内可见强回声团后方伴声影,随体位改变而移动。

(2)CDFI:结石后方伴有快闪伪像。

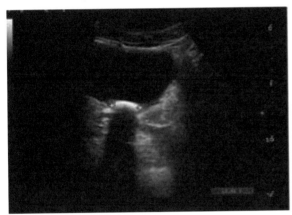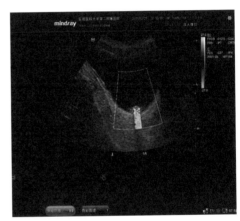

**图 5 - 3 - 1 膀胱结石**

结石后方伴有快闪伪像。

## 二、膀胱肿瘤

**【声像图】**

见图 5 - 3 - 2。

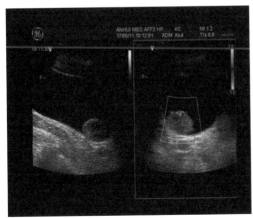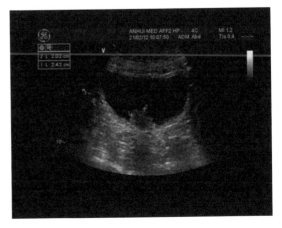

**图 5 - 3 - 2 膀胱肿瘤**

CDFI:内部可见血流信号。

（1）膀胱壁可见实性低回声,肿块较大时内部回声不均匀,边界清晰,表面形态不规则,凸向膀胱内。位置固定,不移动。

（2）CDFI:肿块内可见血流信号。

## 三、残余尿量测定

患者完全排空尿液后,超声测量膀胱内的残余尿量(图 5-3-3)。正常人残余尿量<10 mL。

【声像图】

膀胱残余尿量$(V)$=1/2(上下径 $D_1$×左右径 $D_2$×前后径 $D_3$)mL。

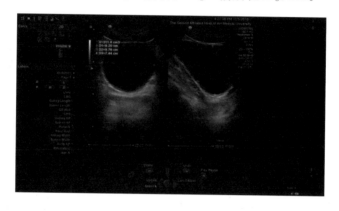

图 5-3-3　残余尿量$(V)$=1/2$(D_1×D_2×D_3)$mL

（单　永）

# 第四节　前　列　腺

## 一、前列腺增生

【声像图】

见图 5-4-1。

（1）前列腺体积增大,横径>4 cm,上下径>3 cm,前后径>2 cm。

（2）前列腺形态饱满,呈圆形或类圆形,包膜回声连续、完整。

（3）横切面内腺呈球样增大,外腺受压变薄,呈"僧帽"征,中叶增生可向膀胱凸出。

（4）内腺回声呈中等回声,常合并结节样回声及钙化强回声等。

（5）继发征象:重度增生可导致残余尿量增多、膀胱壁增厚、膀胱憩室、尿潴留及输尿管扩张、肾积水等。

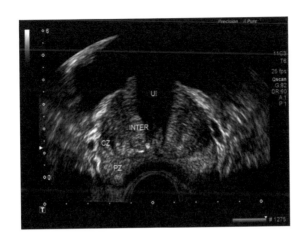

图 5 - 4 - 1 前列腺增生

经直肠超声示前列腺内腺区增大,外腺区受压呈"僧帽"征。UI:尿道;CZ:内外腺交界处;PZ:外腺区;INTER:内腺区。

## 二、前列腺炎

1.急性前列腺炎:见图 5 - 4 - 2。

【声像图】

(1)前列腺体积增大,形态规则,边缘光整,内部回声减低、不均匀。

(2)80%的急性前列腺炎常侵犯精囊腺,精囊增宽、边缘模糊。

(3)有脓肿发生时,可出现无回声,前列腺周围可出现少量液性无回声。

(4)CDFI:内部及周边血流信号可增多。

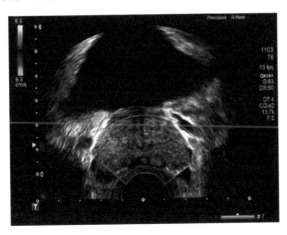

图 5 - 4 - 2 急性前列腺炎

经直肠超声示前列腺体积增大,回声减低。CDFI:血流信号丰富。

2.慢性前列腺炎。

【声像图】

(1)前列腺体积可增大或缩小,包膜粗糙。

(2)内部回声不均匀性增强,常合并钙化灶的强回声斑。

(3)CDFI:血流信号减少。

## 三、前列腺癌

【声像图】

见图5-4-3。

(1)早期无明显表现,晚期左、右两侧不对称。

(2)70%发生在周缘区,多呈低回声或高回声结节,边界不清或欠光滑。

(3)侵犯包膜时,包膜不完整,间断或不规则,内部回声不均。

(4)CDFI:病灶区域血流信号增多。

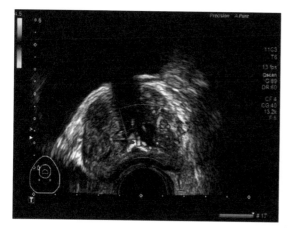
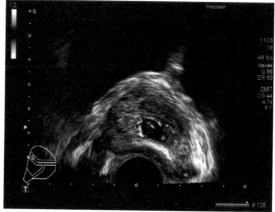

A                                              B

**图5-4-3 前列腺癌**

A.经直肠超声显示右叶外周部低回声结节;B.CDFI:内可见条状血流信号。

（蓝晓锋）

# 第六章　心脏及大血管

## 第一节　先天性心脏病

### 一、房间隔缺损

1.继发孔型房间隔缺损:见图6-1-1。

【声像图】

(1)右房、右室内径增大。

(2)部分室间隔与左室后壁可呈同向运动。

(3)房间隔中部回声缺失。

(4)CDFI:房水平可见左向右穿隔信号,肺动脉高压时可见双向分流或右向左分流信号,三尖瓣可见反流信号。

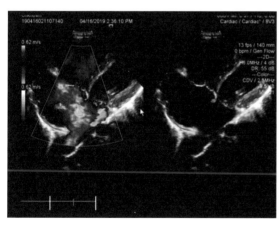
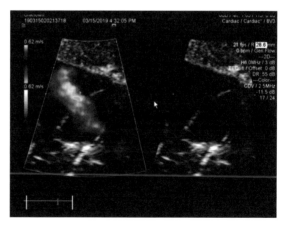

A

B

**图6-1-1　房间隔缺损**

A.胸骨旁四腔心切面示房间隔处较大的回声中断,CDFI:房水平左向右分流;B.剑突下双房切面示房间隔中部回声中断,CDFI:房水平左向右分流。

2.原发孔型房间隔缺损:见"四、心内膜垫缺损"内容。

## 二、室间隔缺损

**【声像图】**

见图6-1-2至图6-1-5。

(1)左房、左室内径增大。

(2)室间隔(膜周部、漏斗部、肌部)可见回声中断。膜周部室缺位于大动脉短轴切面的9—12点方向,三尖瓣隔瓣和室上嵴之间;漏斗部室缺位于大动脉短轴切面的12—3点方向,室上嵴和肺动脉瓣之间。

(3)部分膜周部室间隔缺损局部可呈瘤样向右室面膨出,形成膜部瘤,瘤壁上可见回声中断。

(4)收缩期室水平可见左向右高速穿隔血流信号。

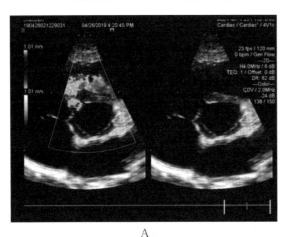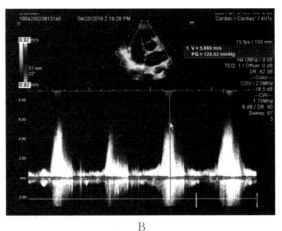

A　　　　　　　　　　　　　　　　B

**图6-1-2　膜周部室间隔缺损**

A.大动脉短轴切面;B.CDFI、CW:室水平左向右高速穿隔血流信号。

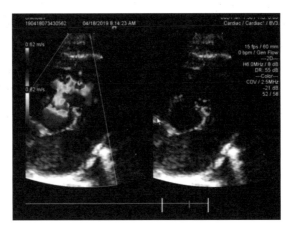

**图6-1-3　漏斗部室间隔缺损**

大动脉短轴切面,CDFI:室水平左向右分流信号。

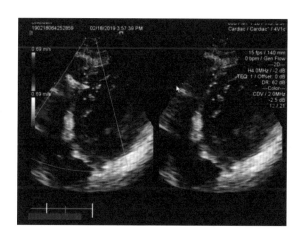

图 6-1-4 肌部(近心尖处小梁部)室间隔缺损
CDFI:室水平左向右分流信号。

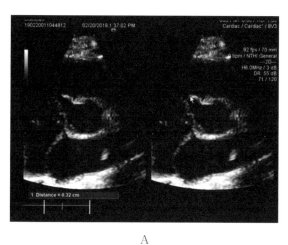

A

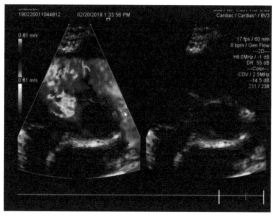

B

图 6-1-5 室间隔膜部瘤
A. 膜部瘤上可见回声中断;B. CDFI:室水平左向右分流信号。

## 三、动脉导管未闭

【声像图】

见图 6-1-6。

(1)左心增大,肺动脉明显增宽。

(2)降主动脉与左肺动脉之间异常通道样回声,多为管状,亦可呈漏斗形、窗形等。

(3)CDFI:降主动脉与左肺动脉之间可见以舒张期为主的持续全心动周期的左向右分流信号。

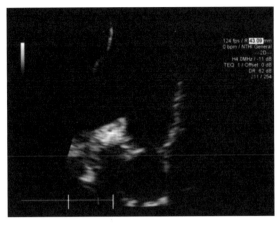
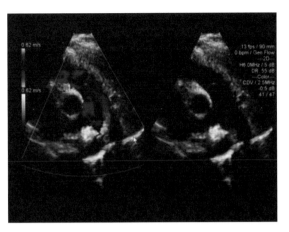

A                                        B

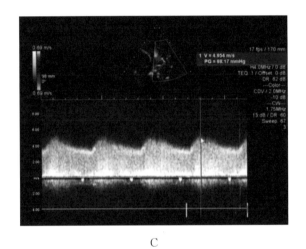

C

**图 6 - 1 - 6　动脉导管未闭**

A. 降主动脉与左肺动脉之间管状通道;B.降主动脉血流经异常通道进入左肺动脉;C.频连续多普勒示为连续性左向右分流。

## 四、心内膜垫缺损

1.部分型心内膜垫缺损:见图 6 - 1 - 7。

【声像图】

(1)原发孔型房间隔缺损:四腔心切面示房间隔十字交叉处回声中断,十字交叉上端无房间隔残端。

(2)部分可见二尖瓣前叶裂及三尖瓣发育不良或隔叶裂。

(3)CDFI:心房水平左向右的分流信号,收缩期房室瓣裂隙处的蓝色反流信号。

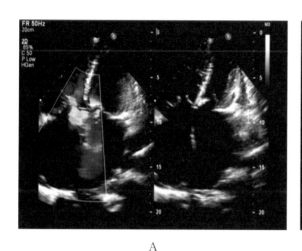
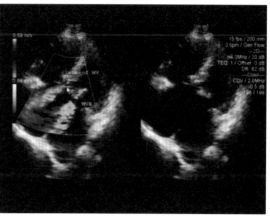

A　　　　　　　　　　　　　　　　　B

**图 6－1－7　部分型心内膜垫缺损**

A. 四腔心切面见十字交叉上方房间隔回声中断,CDFI:房水平左向右分流;B. 四腔心切面示二尖瓣前叶裂,CDFI:二尖瓣前叶裂隙处及瓣口处蓝色反流信号。

2.完全型心内膜垫缺损:见图 6－1－8。

【声像图】

(1)原发孔型房间隔缺损合并流入道型室间隔缺损。

(2)短轴切面及四腔心切面示二尖瓣前叶及三尖瓣隔叶形成共瓣,根据共瓣的腱索附着位置分为三型:A 型,腱索附着于室间隔的顶端;B 型,腱索附着于室间隔右室面的异常乳头肌;C 型,无腱索相连。

(3)CDFI:房、室水平的双向分流信号,收缩期共同房室瓣的反流信号。

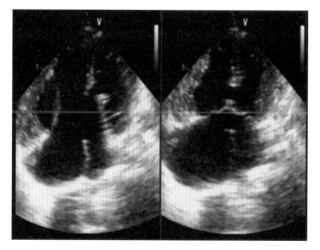

**图 6－1－8　完全型心内膜垫缺损**

四腔心切面见十字交叉结构消失,十字交叉下方室间隔上端中断、十字交叉上方房间隔回声中断。

## 五、法洛四联症

【声像图】

见图 6 - 1 - 9。

(1)室间隔与主动脉前壁连续中断,主动脉骑跨于室间隔之上,主动脉后壁与二尖瓣前叶为纤维连接。

(2)右室流出道或肺动脉狭窄,右室壁继发性增厚。

(3)CDFI 示室水平右向左分流为主的双向分流,左室与部分右室血共同流入主动脉,右室流出道内起自狭窄处的高速湍流信号。

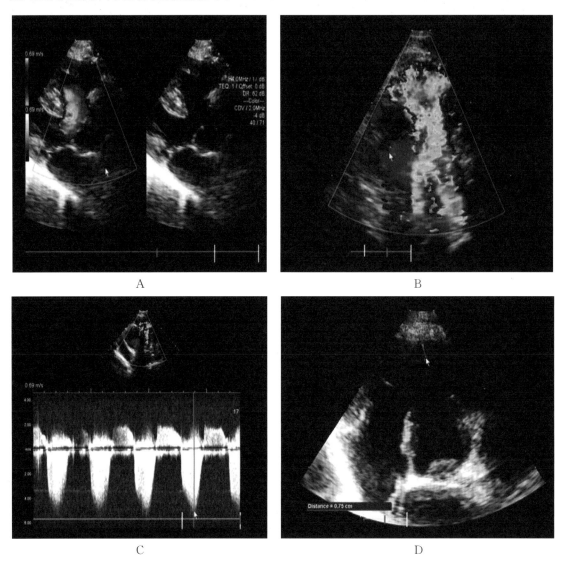

图 6 - 1 - 9　法洛四联症

A. 左室长轴切面见主动脉骑跨于室间隔之上,收缩期室水平右向左分流;B. C. 彩色多普勒肺动脉内收缩期高速血流信号;D. 右室壁继发性增厚。

## 六、大动脉转位

1.矫正型大动脉转位：见图 6-1-10。

【声像图】

（1）心房与心室连接不一致，心室与动脉连接也不一致。

（2）三尖瓣位置较二尖瓣位置低，即右房通过二尖瓣与解剖左室相连，左房通过三尖瓣与解剖右室相连。

（3）部分患者合并室间隔缺损。

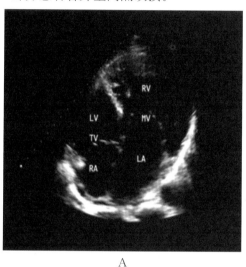
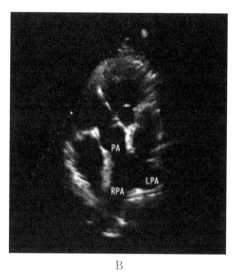

A B

**图 6-1-10　矫正型大动脉转位**

A.右房通过二尖瓣与解剖左室相连，左房通过三尖瓣与解剖右室相连；B.肺动脉与解剖左室相连。

2.完全型大动脉转位：见图 6-1-11。

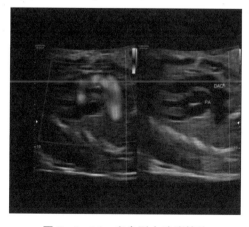

**图 6-1-11　完全型大动脉转位**

主动脉与肺动脉平行排列；主动脉位于肺动脉前方，与形态学右室相连；肺动脉位于主动脉后方，与形态学左室相连。

【声像图】

(1)心房与心室连接一致,心室与动脉连接不一致。

(2)主动脉位于肺动脉前方,与形态学右室相连;肺动脉位于主动脉后方,与形态学左室相连。

(3)常伴有室间隔缺损、房间隔缺损、动脉导管未闭等心脏畸形。

(解 翔 伍婷婷 吴 军)

# 第二节 后天获得性心脏病

## 一、后天获得性心脏瓣膜疾病

1.二尖瓣狭窄:见图6-2-1。

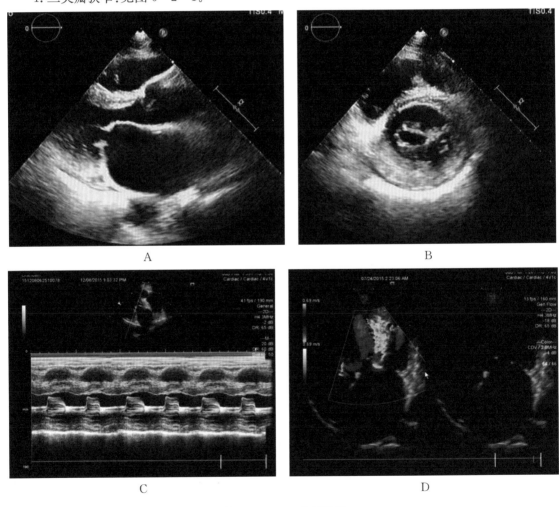

图6-2-1 二尖瓣狭窄

A.胸骨旁左室长轴切面示二尖瓣瓣尖增厚,回声增强,开放受限,前叶舒张期呈“鱼钩”样改变;B.二尖瓣水平短轴切面示二尖瓣瓣尖增厚,瓣口呈“鱼嘴”样改变;C.M型超声心动图示二尖瓣呈“城墙”样改变(EF斜率降低,A峰消失);D.心尖四腔心切面示舒张期二尖瓣口血流汇聚,见五彩花色湍流信号。

【声像图】

(1)二尖瓣前后叶增厚,以瓣尖为主,回声增强,部分可见钙化,后方伴有声影。瓣叶开放受限,胸骨旁左室长轴切面前叶舒张期呈"鱼钩"样改变,二尖瓣水平短轴切面瓣口呈"鱼嘴"样改变。二尖瓣瓣下腱索增粗、缩短,回声增强,左房扩大。狭窄较重时右室增大。

(2)M 型超声:二尖瓣 E、A 峰融合,前叶呈"城墙"样改变,后叶与前叶同向运动。

(3)CDFI:心尖四腔心切面或心尖长轴切面于舒张期二尖瓣口可见彩色血流汇聚区,狭窄越重,五彩花色湍流越亮丽。

2.二尖瓣关闭不全:见图 6-2-2。

【声像图】

(1)收缩期二尖瓣关闭时,前后叶对合不良,瓣叶间有裂隙。

(2)为不同病因所致,其病变瓣膜的形态结构也有不同特点。风湿性心脏病所致者二尖瓣增厚、回声增强、活动受限,腱索增粗、缩短、融合;合并二尖瓣狭窄时,舒张期瓣口开放幅度和面积缩小。二尖瓣脱垂者前后叶瓣叶对合位置异常。

(3)CDFI:经胸超声心动图收缩期于左房内出现以蓝色为主的五彩血流信号,可以是中心性,亦可以是偏心性。

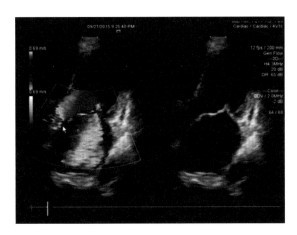

**图 6-2-2　二尖瓣关闭不全**

心尖五腔心切面示收缩期左房内出现以蓝色为主的五彩血流信号。

3.主动脉瓣狭窄:见图 6-2-3。

【声像图】

(1)主动脉瓣增厚、回声增强,活动受限,开口幅度减小。

(2)M 型超声:右冠瓣和无冠瓣呈粗条状增强回声,收缩期瓣口开放幅度缩小,瓣叶的开放间距<15 mm。

(3)CDFI:收缩期五彩镶嵌的射流束通过狭窄的主动脉瓣口射入主动脉,射流束越细,表示狭窄程度越严重。CW 获得收缩期主动脉瓣上高速血流频谱,血流速度>2 m/s。

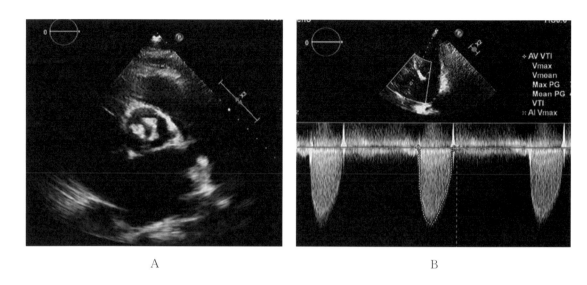

A                                  B

**图 6-2-3　主动脉瓣狭窄**

A. 主动脉瓣短轴切面示主动脉瓣明显增厚、回声增强,开放受限;B. 主动脉瓣口 CW 示收缩期负向高速血流频谱。

4. 主动脉瓣关闭不全:见图 6-2-4。

【声像图】

(1)主动脉瓣增厚、回声增强,舒张期关闭时出现缝隙或缺口。

(2)主动脉瓣脱垂时,舒张期瓣叶关闭点的位置低于瓣环、突向左室流出道。

(3)M 型超声:主动脉瓣曲线示瓣叶回声增粗、增强,舒张期瓣叶活动呈双线。

(4)CDFI:舒张期左室流出道探及源于主动脉瓣口的以红色为主的五彩镶嵌反流束。

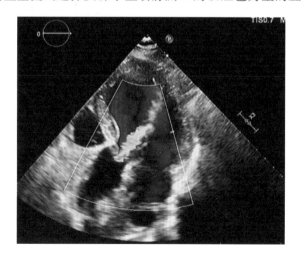

**图 6-2-4　主动脉瓣关闭不全**

心尖五腔心切面示舒张期左室流出道探及源于主动脉瓣口的以红色为主的五彩镶嵌反流束。

## 二、冠状动脉粥样硬化性心脏病

### (一)定义

冠状动脉硬化性心脏病,简称冠心病,是最常见的冠状动脉疾病之一,其病理基础是冠状动脉内粥样硬化斑块形成,造成管腔狭窄,甚至闭塞,易发生痉挛,引起冠状动脉血流量降低、心肌血氧供求失衡,导致心肌缺血、坏死。冠状动脉粥样硬化最常见于左前降支,其次依次为右冠状动脉、左旋支和左冠状动脉主干。冠状动脉各分支供血室壁节段见表6-2-1。

表6-2-1　冠状动脉分支供血

| 冠状动脉分支 | 供血室壁节段 |
| --- | --- |
| 左前降支 | 左室前壁中下部、室间隔的前2/3、心尖前部 |
| 左旋支 | 左室前壁上部、侧壁、后壁及其乳头肌 |
| 右冠状动脉后降支 | 右室壁、左室下壁及室间隔后1/3 |
| 前降支及后降支共同供应 | 心尖后部 |

### (二)超声心动图诊断方法

1.M型超声:能够测量室壁搏动幅度、室壁的上升和下降运动速度及室壁增厚率,室壁增厚率=(收缩期厚度－舒张期厚度)/舒张期厚度×100%。

2.二维超声:能够实时、动态、全方位观察室壁运动异常,观察范围广,可以由心底向心尖进行系列左室短轴扫查,全面观察室壁各部运动状态,向心运动是否协调一致。

利用目测做定性判断:

(1)正常:左收缩期心内膜向内运动和室壁增厚率正常,记分为"0"。

(2)运动减低:室壁运动减弱,收缩期室壁增厚率减低,记分为"+1"。

(3)运动丧失:该室壁节段运动幅度0~2 mm或收缩期无增厚,记分为"+2"。

(4)矛盾运动:在收缩期室壁节段向外运动或收缩期变薄,记分为"+3"。

(5)运动增强:与正常节段比较,该室壁节段运动增强,记分为"－1"。

3.左室壁节段划分法:二维超声的室壁节段划分法有很多,目前最为常用的是美国超声心动图学会推荐的17节段划分法(图6-2-5),将左室二尖瓣和乳头肌短轴水平各划分为6个节段,心尖短轴水平划分为4个节段,外加心尖部。

4.组织多普勒成像(TDI):可以测量室壁的运动速度,用以检测局部室壁的舒张和收缩能力,但检测的室壁运动速度是朝向或背离探头方向上的运动速度。因此其主要优势为检测心肌纵向运动,如心尖切面上检测室间隔,左室各壁,二、三尖瓣环的收缩期(S峰)和舒张早期运动速度(Ea峰)及舒张晚期运动速度(Aa峰)。

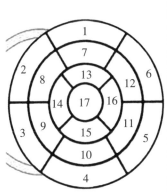

1. 前壁基底段
2. 前间壁基底段
3. 后间壁基底段
4. 下壁基底段
5. 后侧壁(后壁)基底段
6. 前侧壁基底段
7. 前壁中间段
8. 前间壁中间段
9. 后间壁中间段
10. 下壁中间段
11. 后侧壁(后壁)中间段
12. 前侧壁中间段
13. 前壁心尖段
14. 室间隔心尖段
15. 后壁心尖段
16. 侧壁心尖段
17. 心尖部

图 6-2-5　左室 17 节段示意图

## (三)心肌梗死及其常见并发症

1.心肌梗死:见图 6-2-6。

【声像图】

(1)左室形态失常、不规则,左室腔增大。

(2)梗死区域心肌明显变薄,局部室壁运动幅度明显减低,室壁增厚率减低,梗死心肌运动消失或有矛盾运动,出现节段性室壁运动异常。

(3)急性期梗死区域心肌回声改变不明显,陈旧性梗死心肌回声增强。

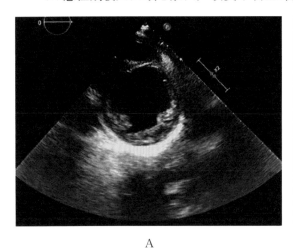
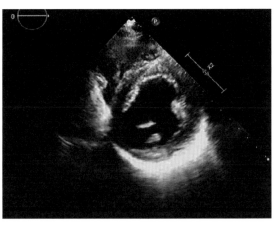

A                                         B

图 6-2-6　心肌梗死

A. 左室前壁、前间壁中间段变薄,运动幅度减低;B. 左室下壁变薄,运动幅度减低。

2.室间隔穿孔:见图 6-2-7。

【声像图】

(1)室间隔连续性中断,中断处周边室壁变薄,运动减弱或消失。穿孔多发生于前间壁近心尖处,少数发生于后间壁基底段。

（2）CDFI、CW：室间隔回声中断处显示高速左向右分流,血流呈五彩镶嵌色。

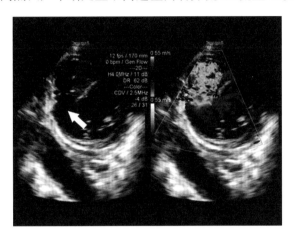

**图 6-2-7 室间隔穿孔**

二维超声示后间壁基底段连续性中断,CDFI 示室水平出现五彩镶嵌的左向右穿隔血流信号。

3.室壁瘤形成:见图 6-2-8。

【声像图】

局部室壁变薄,室壁运动消失,梗死部位心肌向外膨出,收缩期更明显,心肌回声增强,与其他区域室壁呈矛盾运动。

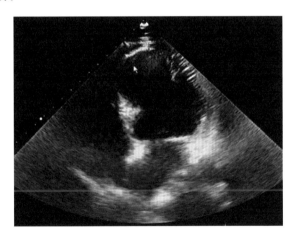

**图 6-2-8 左室壁心尖部室壁瘤形成**

4.附壁血栓:见图 6-2-9。

【声像图】

多数位于心尖部,或位于室壁瘤内,为团块状或条索状的附壁占位病变,新鲜血栓为低回声,陈旧性血栓回声增强。多数基底较宽、活动度小。少数基底窄、活动度大。血栓与心内膜界限清晰。

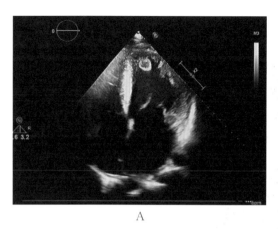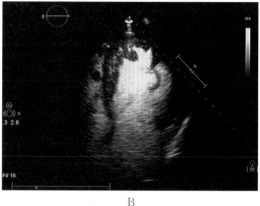

图 6-2-9　附壁血栓

A. 左室心尖部团状等回声区,活动度小;B. 左心声学腔造影心尖部团块处充盈缺损。

## 三、心肌疾病

1. 扩张性心肌病:见图 6-2-10。

【声像图】

(1)二维超声:全心扩大,尤以左室扩大为著,甚至呈球形。左室壁相对较薄,运动幅度弥漫性减低,左心室收缩功能减低,左室射血分数多明显降低。左室流出道内径增宽,二尖瓣口开放幅度缩小,与扩张的左侧房、室腔形成特征性的"大心腔、小开口"改变。

(2)M型超声:全心扩大,左室壁运动幅度弥漫性减低。二尖瓣前后叶开放幅度变小,前后叶 E-E′间距<10 mm,前后叶呈镜像运动,呈"钻石"样改变,E峰至室间隔距离(EPSS)明显增大,一般>20 mm。

(3)CDFI、PW:各瓣口前向血流色彩暗淡,PW 示舒张期二尖瓣口血流速度减低。常合并多瓣膜反流,以二尖瓣反流最常见,常为大量,其次为三尖瓣。病程晚期可出现肺动脉高压。

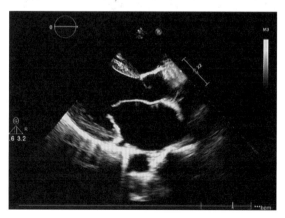

图 6-2-10　扩张性心肌病

左室长轴切面左心扩大,与二尖瓣形成"大心腔、小开口"改变。

2. 肥厚型心肌病：见图 6 - 2 - 11。

【分型】

(1)按肥厚部位分型：

a. 非对称性肥厚型心肌病：以室间隔肥厚最常见(约占 90%)，另有心尖部肥厚(约占 3%)、后间隔及左室后壁肥厚(约占 5%)等类型。

b. 对称性肥厚型心肌病：为向心性肥厚。

(2)按是否梗阻分型：

a. 非梗阻性肥厚型心肌病。

b. 梗阻性肥厚型心肌病。

c. 隐匿梗阻性肥厚型心肌病。

【声像图】

(1)二维超声：左室壁肥厚，以室间隔增厚最常见，心腔正常或缩小。非对称性肥厚型心肌病室间隔厚度≥15 mm，室间隔与左室后壁厚度之比≥1.3～1.5；对称性肥厚型心肌病左室壁均增厚，心腔多变小；心尖肥厚型心肌病肥厚主要位于心尖处，室间隔基底部多无肥厚。肥厚心肌回声紊乱，心肌内可见斑片状强回声。左房常增大。梗阻性肥厚型心肌病左室流出道内径＜20 mm，收缩期二尖瓣前叶向室间隔移动，收缩中晚期二尖瓣口可提前小幅度开放。

(2)M 型超声：肥厚心肌室壁收缩期增厚率减低。梗阻性肥厚型心肌病二尖瓣波群可见SAM 征，表现为收缩期二尖瓣前叶向前运动，于收缩中晚期呈"平台"样贴近室间隔，这是梗阻性肥厚型心肌病的特征性表现。

(3)CDFI、CW：梗阻性肥厚型心肌病收缩期时左室流出道显示五彩镶嵌的花色血流信号，CW 示收缩期左室流出道血流速度增快，峰值后移，呈"匕首"状。隐匿梗阻性肥厚型心肌病静息状态下梗阻不明显，激发试验(Valsalva 动作、输入异丙肾上腺素或多巴酚丁胺等)可以加重梗阻，同时二尖瓣反流量增加。静息状态或激发试验后，左室流出道前向血流压差≥50 mmHg时，需进行治疗。

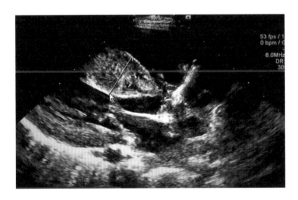

**图 6 - 2 - 11　肥厚型心肌病**

左心长轴切面室间隔明显增厚，左室后壁稍厚，心肌回声增粗，可见"斑片"状回声。

## 四、心包疾病

1. 心包积液：见图 6-2-12。

【声像图】

（1）脏层和壁层心包膜被液体分离，分离的宽度反映积液量的大小，但不能对积液量进行精确的定量分析，可用半定量法估测。

（2）大量积液时，收缩期右房壁塌陷，右室前壁于舒张早期异常向后运动，出现舒张期右室塌陷，为心脏压塞的特征性表现。

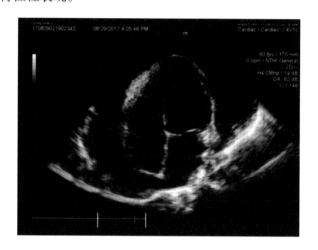

**图 6-2-12　心包积液**

心尖四腔心切面示脏层和壁层心包膜被液体分离。

2. 缩窄性心包炎：见图 6-2-13。

【声像图】

（1）脏层和壁层心包增厚、回声增强，心包钙化时可见线状强回声。部分患者超声难以准确测量心包厚度。

（2）在心尖或剑突下四腔心切面，可显示双房明显扩大，双室正常或相对偏小，严重者心脏变形。心包常明显增厚、回声增强，尤以房室交界处更加显著，甚至伴有声影。舒张早期室间隔出现异常的向后运动。下腔静脉常增宽，吸气时下腔静脉管腔塌陷率<50%。

（3）M型超声主动脉波群示左房扩大。心室波群主要显示左心室后壁心包增厚、回声增强；左室后壁舒张中晚期运动受限，曲线平直，或左室后壁向后运动消失；室间隔M型超声曲线出现舒张早期切迹，称为室间隔"弹跳"征或"跳跃"征。

（4）PW示二尖瓣口舒张早期（E峰）流速加快、减速时间（DT）缩短，舒张晚期A峰流速减慢，E/A值明显增大。

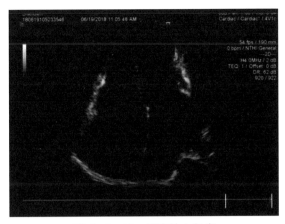

**图 6-2-13　缩窄性心包炎**

心尖四腔心切面示双房明显扩大,双室相对偏小,

心包增厚、回声增强。

## 五、心脏肿瘤

心脏肿瘤包括原发性肿瘤和继发性肿瘤,是指发生在心腔、心肌、心内膜、瓣膜或心包内的良性或恶性肿瘤。

1. 心脏原发性肿瘤:见图 6-2-14。

心脏原发性肿瘤大多为良性,最常见的是黏液瘤。

**【声像图】**

(1)黏液瘤多数出现在左心房,呈致密的均匀回声团块。瘤体活动度大,舒张期可突入房室瓣口,或部分突入左室或右室,收缩期回纳入心房腔内,形态可发生改变。

(2)蒂可长可短,宽窄不一。常附着于房间隔左心房面卵圆窝的边缘,也可见于左心房前后壁及心耳内,少数无蒂,瘤体与心房壁直接连接。

(3)左心房均有不同程度的增大。

(4)M 型:二尖瓣前后叶开放时呈方形波,但仍呈镜像运动,D-E 段出现窄小缝隙。

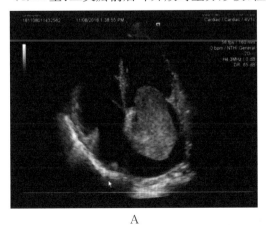
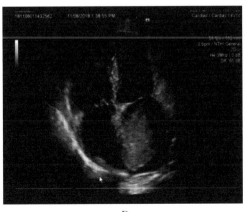

A　　　　　　　　　　　　　　　B

**图 6-2-14　心脏原发性肿瘤**

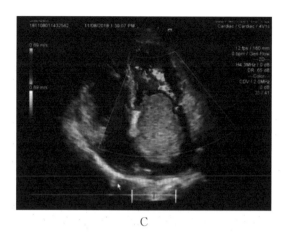

**图6-2-14 心脏原发性肿瘤(续)**

A.舒张期可突入房室瓣口;B.收缩期回纳入心房腔内;C.CDFI舒张期仅在瘤体与二尖瓣后叶的间隙出现明亮的红色花彩血流束。

(5)CDFI:舒张期仅在瘤体与二尖瓣前叶或者后叶的间隙出现明亮的红色花彩血流束。瘤体部分影响二尖瓣收缩期关闭。

(6)PW:舒张期二尖瓣口流速增快,仍呈双峰,E峰后下降斜率减慢,频谱类似二尖瓣狭窄。

2.心脏继发性肿瘤:见图6-2-15。

【声像图】

继发性心脏肿瘤是原发性心脏肿瘤的20余倍,转移性肿瘤最常累及心包,其次为心肌,再次为心内膜。

(1)心腔内,尤其是右心房内出现较高或较低的回声团块,形态不规则,大者可阻塞三尖瓣口。

(2)可见肿瘤组织依血流方向自上、下腔静脉侵入右心房、右心室。肿瘤与该处血管及心壁组织常境界清楚,为非紧密粘连,瘤体无包膜。剑下四腔心切面可确定转移瘤的原始起点和播散途径,并同黏液瘤进行鉴别。

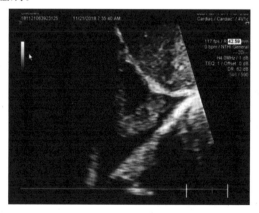

**图6-2-15 心脏继发性肿瘤**

由下腔静脉侵入右心房内,出现较高回声团块,形态不规则,肿瘤与该处血管及心壁组织境界清楚,非紧密粘连,瘤体无包膜。

(方思华 谭炜 丁雷)

# 第七章　妇　　科

## 第一节　子　　宫

### 一、子宫先天性发育异常

1.先天性无子宫:见图7-1-1。

【声像图】

(1)在适度充盈膀胱的条件下,在膀胱的后方,无论纵切还是横切均不能显示子宫回声。

(2)常见不到阴道回声。

(3)有时可见双侧的卵巢回声。

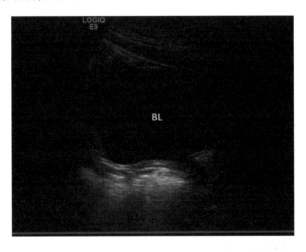

图7-1-1　先天性无子宫膀胱后方未见子宫回声

BL:膀胱。

2.始基子宫:见图7-1-2。

【声像图】

(1)子宫极小,在膀胱的后方呈条索状肌性结构,厚度<1 cm。

(2)无宫腔线和内膜回声。

(3)可见双侧的卵巢结构。

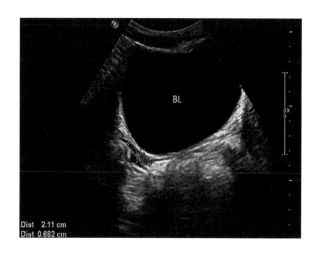

**图 7 - 1 - 2　始基子宫**

膀胱后方见条索状肌性结构(游标示轮廓),厚度约为 0.68 cm,肌性结构内未见
宫腔线及内膜回声。BL:膀胱。

3.幼稚子宫:见图 7 - 1 - 3。

【声像图】

(1)子宫各径线小于正常值,可显示宫腔线和内膜回声,但内膜通常较薄。

(2)宫体长度＜宫颈长度。

(3)可显示双侧卵巢结构。

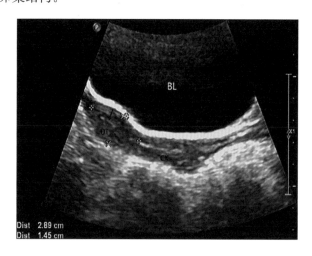

**图 7 - 1 - 3　幼稚子宫**

子宫明显较小,宫体长度＜宫颈长度,可见内膜线回声,但内膜较薄。BL:膀胱;
UT:宫体;CX:宫颈;箭头:宫腔内膜。

4. 单角子宫:见图7-1-4。

【声像图】

(1)子宫外形呈梭形,向一侧稍弯曲,横径较小。

(2)宫底横切面仅可见一侧宫角回声,内膜呈管状。

(3)同侧可显示正常卵巢回声。

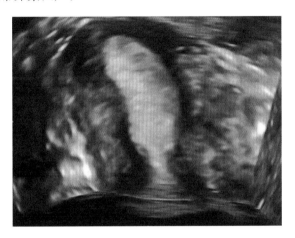

**图7-1-4　单角子宫**

三维成像子宫外形呈梭形向右侧稍弯曲,横径较小,子宫内膜呈"I"形,仅显示右侧宫角。

5. 残角子宫:见图7-1-5。

【声像图】

(1)在单角子宫的部分病例中,可在对侧探及一肌性结构向外凸出,即残角子宫。残角侧可与健侧相连或不相连。

(2)残角侧可有或无宫腔。有功能性内膜者可周期性出血,呈无回声区。

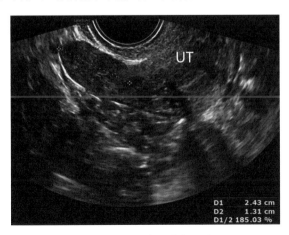

**图7-1-5　右侧残角子宫**

左侧子宫为单角子宫,宫体中下段的右侧见大小约2.43 cm×1.31 cm的低回声区与之相连,低回声区内部未见内膜样回声。UT:子宫。

6.双子宫:见图 7-1-6。

【声像图】

(1)纵切能分别探及左右两个子宫体,横切两个子宫呈分叶状,浆膜层完全分离。两个子宫大小相近或其中之一稍大。两个子宫内分别可见内膜回声。

(2)两个宫颈管回声,常有双阴道或阴道内的完全纵隔。

(3)两侧各有一个输卵管和卵巢。

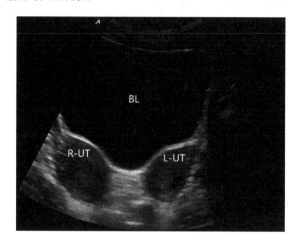

**图 7-1-6 双子宫**

横切扫查于膀胱后方显示左右两个子宫体回声,浆膜层完全分离,两个宫体中央均可见回声稍高的内膜。BL:膀胱;L-UT:左侧子宫;R-UT:右侧子宫。

7.双角子宫:见图 7-1-7。

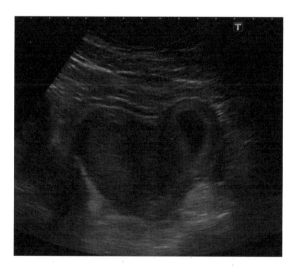

**图 7-1-7 双角子宫(左侧宫腔妊娠)**

横切面扫查见宫底部增宽,浆膜层中央凹陷,深度超过子宫肌层的 1/2,左侧宫腔见无回声的孕囊,右侧宫腔内膜呈现蜕膜反应。

【声像图】

(1)宫底部轮廓增宽,浆膜层在中线处凹陷明显,凹陷深度超过子宫肌层厚度的50%。横切呈蝶状或分叶状,形成两个子宫角。

(2)两角内分别可见内膜回声,两侧内膜至宫体中下段或宫颈会合。

8.纵隔子宫:见图7-1-8。

【声像图】

(1)子宫底部横径增宽,浆膜面平整。

(2)宫底部横切可见左右两团子宫内膜回声,其间有隔。隔在宫颈内口以上将宫腔部分分离者为不全纵隔子宫,三维成像冠状切面宫腔形态呈"Y"形,宫底部内膜凹陷深度>1 cm;隔将宫腔完全分离直至宫颈内口者为完全纵隔子宫,三维成像冠状切面宫腔形态呈"V"形。

(3)完全纵隔子宫可有/无宫颈和/或阴道的异常。

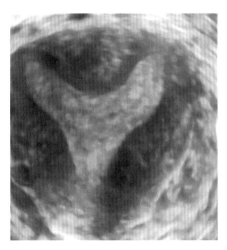
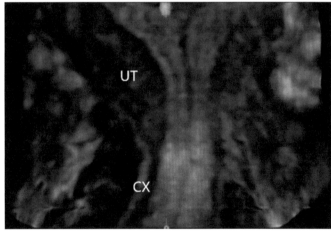

A                                    B

图7-1-8 纵隔子宫

A.不全纵隔子宫三维成像冠状切面两侧宫腔于子宫中上段会合,宫腔呈"Y"形,宫底部内膜凹陷深度>1 cm,宫底部浆膜层无凹陷;B.完全纵隔子宫三维成像冠状切面两侧宫腔至宫颈内口上方未见会合,可见两个宫颈管回声。UT:宫体;CX:宫颈。

9.弓形子宫:见图7-1-9。

【声像图】

(1)子宫外形正常,宫底部浆膜层无切迹。

(2)宫腔底部内膜略呈弧形凹陷,深度<1 cm,两侧内膜夹角>90°。

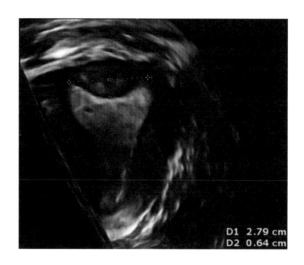

**图 7 - 1 - 9　弓形子宫**

三维成像冠状切面子宫底浆膜层无凹陷,子宫底部内膜稍凹陷,深度约 0.64 cm。

# 二、子宫肌层疾病

## (一)子宫肌瘤

1. 肌壁间肌瘤:见图 7 - 1 - 10。

【声像图】

(1)子宫增大或表面"结节"样改变,使子宫形态失常,肌瘤较小者子宫外形可正常。

(2)子宫肌层内单个或多个圆形或类圆形的异常回声,多数为低回声,少数为等回声或高回声,肌瘤内部多呈"旋涡"状。

(3)肌瘤与正常肌层之间界限较清晰。等回声结节周围有时可见假包膜形成的低回声晕。

(4)肌瘤较大时可压迫和推挤宫腔。

(5)CDFI:瘤周可见较丰富的环状或半环状血流信号,并呈分支状进入瘤内。PW:动脉为中等阻力,阻力指数多在 0.6±0.1。

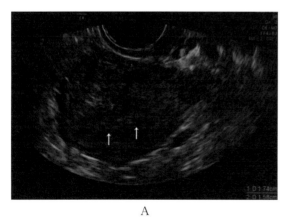

A

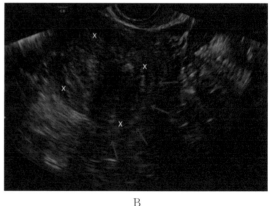

B

**图 7 - 1 - 10　肌壁间子宫肌瘤**

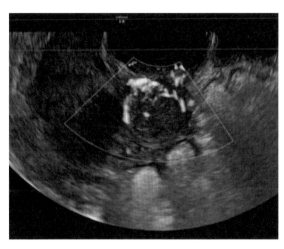

C

**图 7-1-10　肌壁间子宫肌瘤(续)**

A. 子宫肌层内见一个大小约 1.74 cm×1.58 cm 的等回声结节(＋＋),周边可见假包膜形成的低回声晕(箭头:子宫内膜);B. 肌壁间内见一个较大的低回声团,挤压宫腔,使高回声的内膜线(箭头)呈弧形凸向对侧;C. 肌瘤周边显示丰富的半环状血流信号并进入瘤内。

2.浆膜下肌瘤:见图 7-1-11。

【声像图】

(1)子宫肌层内低回声结节向浆膜下凸出,使子宫增大、变形。

(2)肌瘤可完全凸出于宫体,与宫体仅以一蒂相连,彩色多普勒血流显像可于蒂部探及来自子宫的供血血管。

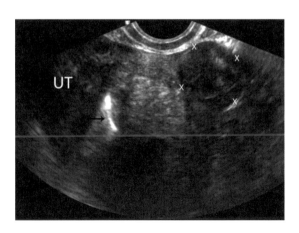

**图 7-1-11　浆膜下子宫肌瘤**

肌瘤凸出于子宫表面,子宫增大、变形。UT:子宫;箭头:节育器。

3.黏膜下肌瘤:见图 7-1-12。

【声像图】

(1)内膜下肌层可见低回声结节突向宫腔。子宫内膜受肌瘤的推挤向宫腔对侧移位与变形。

(2)当肌瘤完全脱入宫腔时,宫腔内可见实性占位病变,常为圆形。肌瘤基底部子宫内膜回声中断,表面覆盖以子宫内膜。

(3)蒂较长的黏膜下肌瘤可脱入宫颈管或阴道内。

(4)彩色多普勒于肌瘤的基底部或蒂部可显示来自附着处肌层的供血血管。

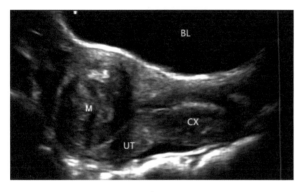
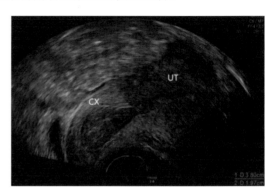

A      B

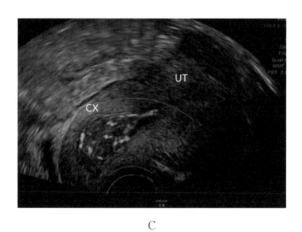

C

**图 7-1-12 黏膜下肌瘤**

A.黏膜下子宫肌瘤宫腔内见一个圆形低回声团(M),边界清晰。B.黏膜下子宫肌瘤脱入宫颈管二维图像,宫颈管内见一个大小约3.80 cm×1.97 cm 的低回声团。C.黏膜下子宫肌瘤脱入宫颈管彩色多普勒血流图像,宫颈管内的低回声团沿蒂部可显示来自宫腔的彩色血流信号,低回声团周边及内部血流信号丰富。BL:膀胱;UT:宫体;CX:宫颈。

4.阔韧带肌瘤。

【声像图】

(1)子宫一侧可见实性肿块回声,多为圆形或类圆形。

(2)肌瘤体积一般均较大。

5.肌瘤合并变性。

【声像图】

(1)囊性变:肌瘤内出现大小不等的圆形或不规则形的无回声区(图7-1-13)。

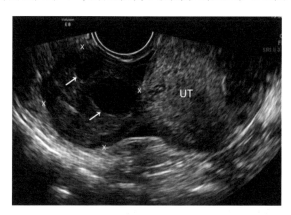

**图7-1-13 子宫肌瘤囊性变**

浆膜下肌瘤内见数个大小不等的无回声区(箭头)。UT:子宫。

(2)钙化:肌瘤内出现环形、弧形、斑点状强回声区,后方伴声影(图7-1-14)。

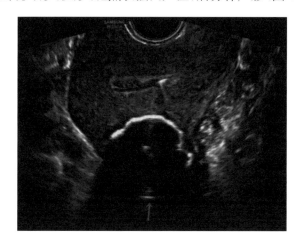

**图7-1-14 子宫肌瘤钙化**

箭头指向子宫肌瘤的轮廓,肌瘤内可见弧形强回声区伴声影。

(3)红色变:肌瘤增大,内部回声减低,与囊性变相似,但声像图无特异性,需结合怀孕的病史及局部压痛判断。

(4)肉瘤变:罕见。短期内肌瘤生长迅速,边界不清,假包膜消失,瘤内回声较前减低或不均匀。彩色多普勒及频谱多普勒:肌瘤内血流信号异常丰富,流速增快,阻力降低,阻力指数<0.4。瘤体中央坏死形成无回声区时,周边血流丰富呈环状。

### (二)子宫腺肌病

【声像图】

见图 7-1-15。

(1)子宫弥漫性增大或呈球形增大。

(2)肌层回声弥漫性不均匀、颗粒增粗,回声增高或减低,病变区域可见贯穿肌层的放射状或栅栏状回声衰减,肌层内可见大小不等的无回声区。

(3)子宫肌层可不对称性增厚,以后壁增厚多见,宫腔内膜线前移。

(4)子宫内膜与肌层界限常不清晰。

(5)子宫腺肌瘤表现为出现肌层内局限性的回声异常区,内部可见小的无回声区,可伴少许栅栏状回声衰减,与正常肌层之间没有清晰的边界。彩色多普勒血流显像:病灶周围无环状或半环状血流环绕。

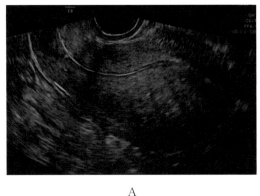
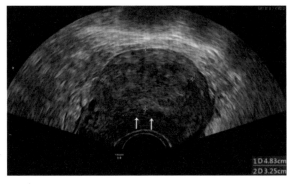

A                                    B

**图 7-1-15 子宫腺肌病**

A. 子宫体积增大,肌层回声增粗,部分区域可见栅栏样回声衰减,一侧肌层显著增厚,内膜线(++)向对侧移位。B. 子宫一侧肌层内见局限性的回声稍增高区(++),边缘与正常肌层分界不清,内部回声增粗,可见小无回声区,宫腔内膜线(箭头)向对侧移位。

## 三、子宫内膜疾病

1. 子宫内膜增生症。

【声像图】

(1)内膜均匀性增厚,回声增强,常呈椭圆形。

(2)内膜也可呈局部或非对称性增厚。

(3)内膜囊腺性增生时可见小的无回声区(图 7-1-16)。

2. 子宫内膜息肉:见图 7-1-17。

【声像图】

(1)宫腔线消失或变形,宫腔内见单个或多个高回声团,小者数毫米,大者数厘米。

(2)息肉与正常内膜界限清晰。子宫内膜基底部回声连续。

（3）彩色多普勒:在较大的息肉蒂部可探及滋养血管。频谱多普勒:探及呈中等阻力(阻力指数>0.4)的动脉血流及低速静脉血流。

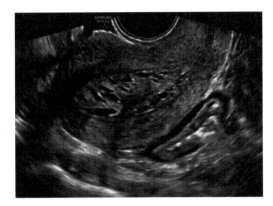

**图 7-1-16 子宫内膜囊腺性增生**

子宫内膜增厚,厚度约为 1.6 cm,内部可见大量小的无回声区。

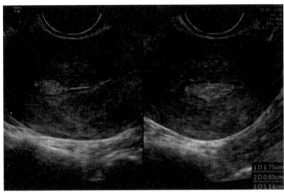

**图 7-1-17 子宫内膜息肉**

宫腔内见大小约 1.75 cm×0.63 cm×1.14 cm 的高回声团,边界清晰。

3.子宫内膜癌:见图 7-1-18。

【声像图】

(1)早期子宫内膜增厚不明显。

(2)随着病情发展,子宫内膜呈现弥漫性或局限性增厚,回声不均。呈现局限性增厚时,宫腔内出现稍高或低回声灶,形状不规则。病灶缺血坏死时,内部可出现不规则无回声区。

(3)无肌层浸润时,肌层回声无明显改变,内膜与肌层界限清晰。有肌层浸润时,肌层回声减低而不均,内膜与肌层界限不清晰。

(4)如有宫旁侵犯,可在宫旁探及偏低回声肿块,形态不规则,肿块内部回声不均,与子宫分界不清。

(5)彩色多普勒及频谱多普勒:病灶内部及周边可见动脉血流信号,流速增快,阻力降低,阻力指数<0.4。肌层受侵犯时,受累肌层局部血流信号增多。

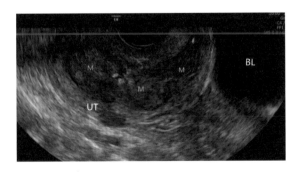

**图 7-1-18 子宫内膜癌**

宫腔内见数个较大实性回声灶,回声不均匀,彼此界限不清。BL:膀胱;UT:子宫;M:病灶。

（谭 捷）

# 第二节　卵　巢

## 一、卵巢瘤样病变(卵巢非赘生性囊肿)

1.滤泡囊肿(囊状滤泡囊肿):见图 7-2-1。

【声像图】

(1)最常见的一种卵巢囊肿,多表现为一侧卵巢内出现无回声区,包膜完整,壁薄光滑,后方回声增强,一般直径≤5 cm。

(2)囊内透声良好。

(3)CDFI:囊壁多无明显血流信号或少许血流信号。

(4)育龄期妇女常见,发生于未排卵的情况,生理性囊肿随访可自行消失。

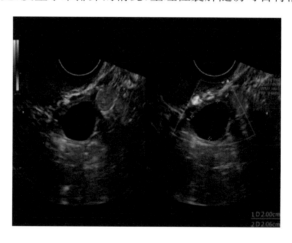

**图 7-2-1　滤泡囊肿**

卵巢内单房无回声区,壁薄光滑,囊内透声佳,后方回声增强,周边可见少许正常卵巢组织。

2.黄体囊肿:见图 7-2-2。

【声像图】

(1)因囊内出血,超声表现多样化,可表现为无回声区、混合型超声、低回声及高回声区,包膜完整,囊壁较厚,毛糙,一般直径为 2~3 cm。

(2)囊内透声多较差,可见絮状回声团及纤细分隔。

(3)CDFI:囊内多无明显血流信号,囊壁可表现为典型的环状或半环状血流信号,低阻型。

(4)囊肿可因性生活、剧烈运动等发生破裂,出现腹盆腔积血,囊肿包绕其中,不易分辨。

3.子宫内膜异位囊肿:见图 7-2-3。

【声像图】

(1)单房或多房无回声区,包膜完整,壁略粗糙。

(2)囊内透声差,可有间隔及密集点状回声或絮状回声团,可显示粥样分层。

(3)CDFI:内部无血流信号,囊壁偶可见血流信号。

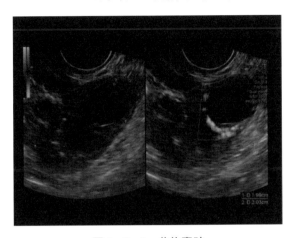

**图 7 - 2 - 2 黄体囊肿**

卵巢内单房无回声区,壁薄毛糙、增厚,囊内透声欠
佳,周边可见环状血流信号。

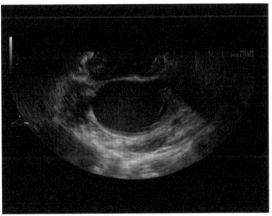

**图 7 - 2 - 3 子宫内膜异位囊肿**

卵巢内单房无回声区,内见密集点状回声区,周边
可见少许正常卵巢组织。

4.黄素化囊肿:常见于滋养细胞肿瘤,多见于双侧卵巢(图 7 - 2 - 4)。

【声像图】

(1)单侧或双侧卵巢体积增大,内见多房样无回声区,大小不等,包膜完整,壁薄光滑。

(2)囊内透声好,内可见多发分隔,囊内出血偶可见少许点状回声,囊腔间互不相通。

(3)CDFI:内部无明显血流信号,囊壁偶可见少许血流信号。

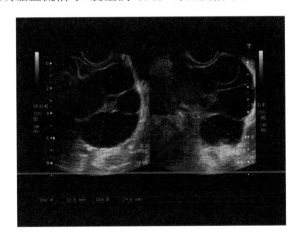

**图 7 - 2 - 4 黄素化囊肿**

卵巢体积增大,内见多房样无回声区,囊内透声好,囊腔间互不相通。

5.多囊卵巢:见图 7 - 2 - 5。

【声像图】

(1)双侧卵巢体积增大,>10 cm³,形态饱满,包膜回声增强。

(2)双侧卵巢包膜下见多发小卵泡,呈"项链"样或"蜂窝"状。单切面见直径 5 mm 以下的卵泡≥12枚。连续监测多无成熟卵泡。

（3）髓质面积增大，回声增强。

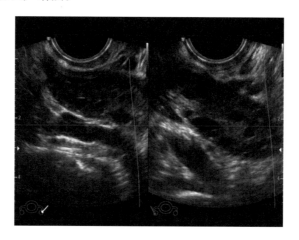

图7-2-5 多囊卵巢
卵巢体积增大，双侧卵巢单切面见直径5 mm以下的卵泡≥12枚。

## 二、卵巢良性肿瘤

1.成熟性畸胎瘤：见图7-2-6。

【声像图】

最常见的卵巢良性肿瘤，超声表现多样化，包膜完整，内部可表现为无回声、高回声及强回声等。内部血流多不明显。可表现为以下征象。

（1）"脂液分层"征：囊内可见一清晰分界线，上方为密集点状强回声的脂质成分，下方为无回声区的液性成分。

（2）"面团"征：囊内的强回声团，呈圆形团块状，可充满整个囊腔或位于囊肿一侧。

（3）"瀑布"征：囊内可见松散的强回声团，后方回声衰减。

（4）"星花"征：囊内见密集点状强回声，呈漂浮状，加压时可移动。

（5）"线条"征：囊内见多发短线状强回声，呈漂浮状，充满整个囊腔。

（6）"壁立结节"：囊壁上见凸起的强回声结节，多为数枚。

（7）"多囊"征：可表现为多房无回声区，囊内透声差，可见密集点状回声，较巧克力囊肿内点状回声偏强。可见分隔。

（8）"杂乱结构"征：囊内表现杂乱，可见点状强回声，强回声团、强回声结节，后方回声可见衰减。

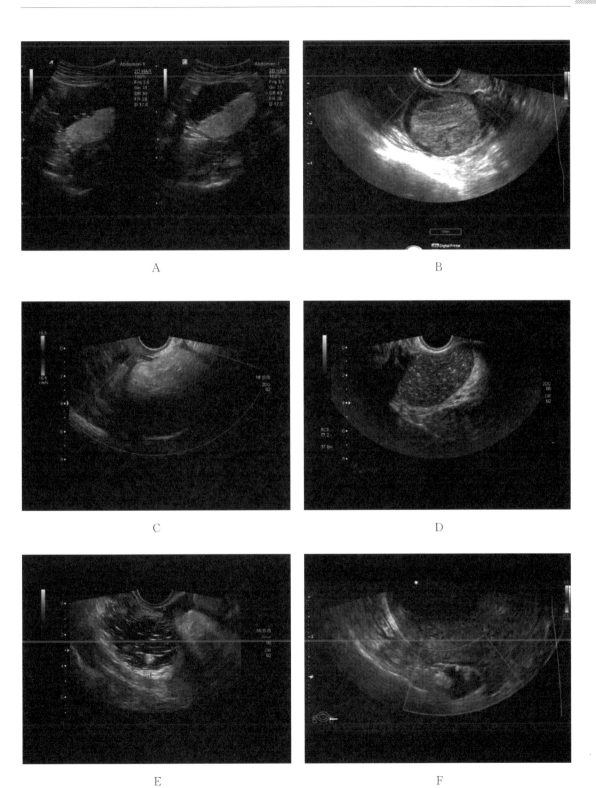

A

B

C

D

E

F

图 7 - 2 - 6 成熟性畸胎瘤

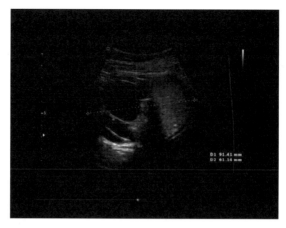

G

图7-2-6　成熟性畸胎瘤(续)

A."脂液分层"征:囊内可见一分隔线,一侧为无回声区,一侧为密集点状强回声区;B."面团"征:囊内可见圆形强回声团块,几乎充满整个囊腔;C."瀑布"征:囊内可见强回声团块,后方回声衰减;D."星花"征:囊内可见漂浮的密集点状回声,充满整个囊腔;E."线条"征:囊内可见漂浮的短线状强回声,充满整个囊腔;F."壁立结节":囊壁可见数枚凸起状强回声;G."杂乱结构"征:囊内可见强回声团、多房无回声区等。

2.单纯性浆液性囊腺瘤:见图7-2-7。

【声像图】

(1)卵巢内圆形无回声区,单房或多房,壁薄光滑,囊壁完整,直径多>5 cm。

(2)囊内透声好,偶可见纤细分隔及少许细点状回声。

(3)CDFI:内部多无明显血流信号。

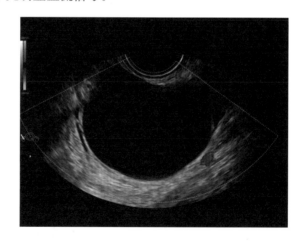

图7-2-7　单纯性浆液性囊腺瘤

卵巢内单房无回声区,壁薄光滑,直径约为6 cm,囊内透声良好,后方回声增强。

3.浆液性乳头状囊腺瘤:见图7-2-8。

【声像图】

(1)超声表现与上述相似,但囊内可见乳头状凸起。

(2)CDFI:乳头上可见少许血流信号。

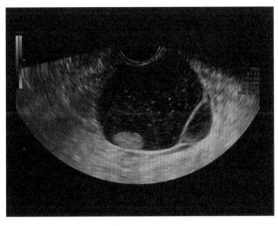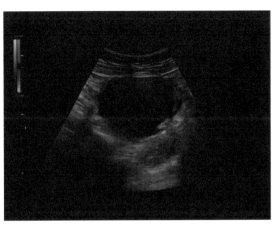

A                                    B

**图 7-2-8 浆液性乳头状囊腺瘤**

A.卵巢内无回声区,囊壁可见乳头状凸起,可见分隔,囊内透声差;B.卵巢内单房无回声区,囊壁可见乳头状凸起。

4.黏液性囊腺瘤:见图 7-2-9。

【声像图】

(1)腹盆腔巨大囊性包块,内见多条分隔,呈"多房"状,囊腔大小不一,囊壁光滑,边界清晰。

(2)囊内透声差,多见黏稠液体,分布不均。

(3)腹盆腔多无明显游离无回声区,若囊肿破裂,腹盆腔可见游离的黏稠液体。

(4)CDFI:囊内无明显血流信号,分隔上可见少许血流信号。

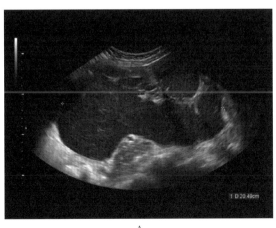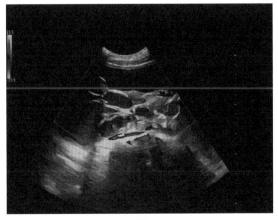

A                                    B

**图 7-2-9 黏液性囊腺瘤**

A.腹盆腔巨大多房囊性包块,囊腔内透声差,可见黏稠液体,内部未见漂浮的肠管;B.CDFI 显示分隔上可见少许血流信号。

## 三、卵巢恶性肿瘤

1.浆液性囊腺癌:见图7-2-10。

【声像图】

(1)附件区囊实性包块,囊壁多不均匀性增厚,可见实性凸起。

(2)囊内可见粗大分隔,实性部分内回声不均,可见液化坏死及钙化灶等。

(3)晚期可见腹腔积液,子宫、宫颈等受侵犯。

(4)CDFI:分隔及实性成分内均可见丰富低阻型血流信号。

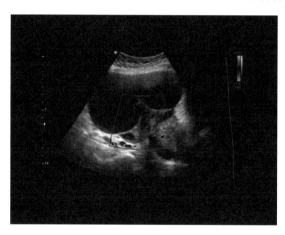
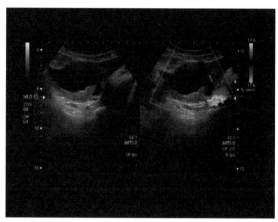

A                                    B

**图7-2-10 浆液性囊腺癌**

A.单房/多房囊实性包块,囊壁厚壁不均;B.分隔及实性凸起可见丰富血流信号。

2.黏液性囊腺癌:见图7-2-11。

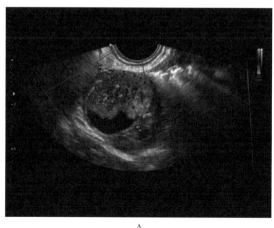
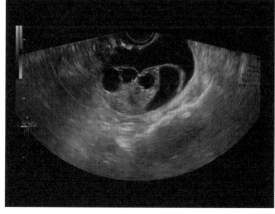

A                                    B

**图7-2-11 黏液性囊腺癌**

A.单房囊实性包块,以实性成分为主的肿块,体积相对偏小;B.多房囊实性包块,分隔及实性团块可见丰富血流信号。

【声像图】

(1)附件区单房/多房囊实性肿块,囊性实性比例不同,肿瘤体积变化较大,以囊性为主的肿瘤体积较大,以实性为主的肿瘤体积相对偏小,肿瘤呈"团块"状。

(2)囊壁增厚,囊内透声差,可见密集点状回声,囊内可见多发粗大分隔及实性团块。

(3)分隔及实性团块可见丰富的低阻型血流信号。

3.未成熟性畸胎瘤:多见于儿童及青年,见图7-2-12。

【声像图】

(1)常见于单侧卵巢,圆形/椭圆形囊实性包块,包膜完整,直径多>12 cm。

(2)CDFI:实性成分内可见低阻型血流信号。

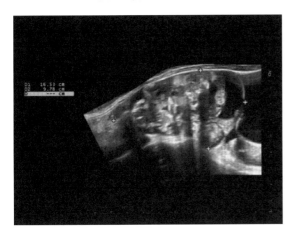
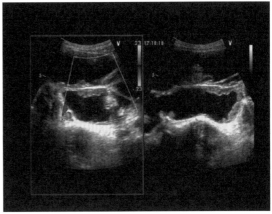

A                                         B

**图 7-2-12 未成熟性畸胎瘤**

A.单房囊实性包块,内部回声杂乱不均;B.分隔厚壁不均,可见多发实性凸起。

4.转移癌:多见于消化道、乳腺等肿瘤转移,见图7-2-13。

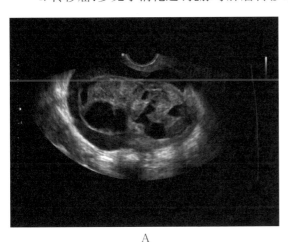
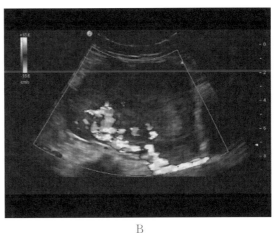

A                                         B

**图 7-2-13 转移癌**

A.附件区实性肿块,形态不规则,边界欠清晰,内可见不规则无回声区;B.瘤体内血流丰富。

【声像图】

(1)多见于双侧卵巢体积增大,内部回声不均,可表现为实性或囊实性肿块,边界不清晰。绝经后,双侧卵巢可表现不明显,仅表现为附件区实性肿块。

(2)CDFI:瘤体内见丰富血流信号。

(3)多见大量腹盆腔积液,结合原发肿瘤史可以诊断。

(高玉伟)

## 第三节  盆腔炎性病变

盆腔炎症早期范围较小或未造成盆腔器官形态学改变时,超声不易诊断,只有当盆腔脏器炎症造成其发生形态学改变时,超声才可诊断。

1.输卵管炎:见图 7 - 3 - 1。

【声像图】

(1)输卵管增粗,增粗的输卵管表现为卵巢旁"条索"状低回声灶。

(2)当有盆腔积液衬托时,可显示出增粗的输卵管形态。

(3)CDFI 可见到增粗的输卵管上的点状血流信号。

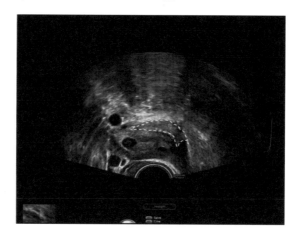

**图 7 - 3 - 1  输卵管炎**
增粗的输卵管表现为卵巢旁的"条索"状低回声灶。

2.卵巢炎:见图 7 - 3 - 2。

【声像图】

(1)卵巢体积增大,形态饱满,内部回声不均匀,卵泡结构模糊。

(2)CDFI:卵巢内血流信号丰富。

3.输卵管脓肿:见图 7 - 3 - 3。

【声像图】

(1)卵巢旁扭曲管状、"腊肠"样、"长条"状囊性肿块,壁厚、毛糙,内液不清,可见密集点状回声或稀疏点状回声。

（2）CDFI:管壁可见点状或条形血流信号。

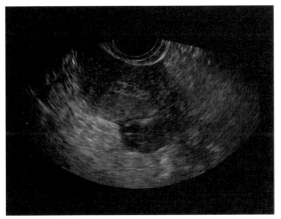

图7-3-2 卵巢炎

卵巢体积增大,回声不均匀,卵泡结构模糊。

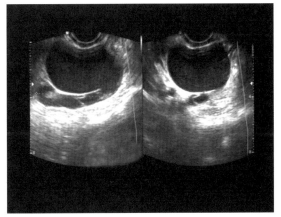

图7-3-3 输卵管脓肿

卵巢旁的囊性肿块,呈扭曲管状,内液不清,内见密集点状回声。

4.卵巢脓肿:见图7-3-4。

【声像图】

（1）卵巢内厚壁囊性肿块,圆形、椭圆形或不规则形,内液不清,内充满密集点状回声;或表现为卵巢内混合性肿块,外形不规则,边界不清,部分为低回声,部分为黏稠液体。

（2）CDFI:肿块血流丰富,卵巢内血流丰富。

（3）肿块周边可见少量正常卵巢组织。

（4）卵巢脓肿常合并输卵管脓肿,两者常互相粘连,形成混合性肿块,难以区分两者具体的边界,称为卵巢输卵管脓肿。

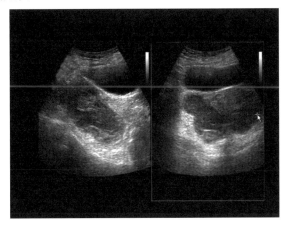

图7-3-4 卵巢脓肿

卵巢内混合性肿块,外形不规则,边界不清,内部一部分为低回声区,一部分为黏稠液体,回声较杂乱,与周围组织粘连。

5.盆腔脓肿:见图 7 - 3 - 5。

【声像图】

(1)子宫前后及两侧不规则的云雾状低回声区,内部充满密集点状回声或见散在粗大点状回声漂浮,挤压有流动感;或表现为盆腔内囊性肿块,壁常较厚、毛糙,且厚薄不均,与周围脏器或组织粘连,内液黏稠,充满密集点状回声。

(2)CDFI:脓肿壁血流丰富。

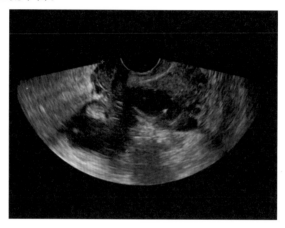

**图 7 - 3 - 5 盆腔脓肿**

盆腔内以囊性为主的混合性肿块,外形不规则,边界不清,内见厚薄不均匀的
分隔,内液黏稠、不清澈,与周围组织分界不清。

6.慢性盆腔炎:慢性盆腔炎常合并有盆腔粘连、盆腔积液,见图 7 - 3 - 6。

【声像图】

(1)子宫前后及子宫两侧不规则的无回声区,内常可见厚薄不均匀的分隔,形成包裹性积液。

(2)CDFI 有时可见宫旁静脉扩张。

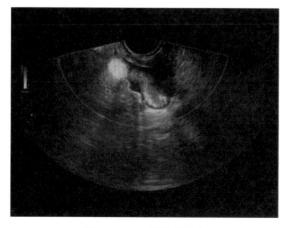

**图 7 - 3 - 6 慢性盆腔炎**

盆腔内见游离无回声区,内见分隔,盆腔静脉迂曲扩张。

(张书杰)

# 第八章 产 科

## 第一节 正 常 妊 娠

### 一、正常早孕及孕 11～13 周<sup>+6天</sup>超声检查

1. 妊娠囊(gestation sac,GS):见图 8－1－1。

【声像图】

(1)宫腔内无回声,周边为厚壁环状增强回声,亦称"双环"征。

(2)妊娠囊位于宫腔内。

(3)形态饱满。

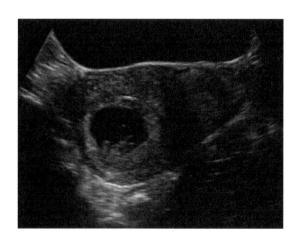

**图 8－1－1　妊娠囊**
宫腔上段无回声,形态饱满,周边可见环状增强。

2. 卵黄囊(yolk sac):见图 8－1－2。

【声像图】

(1)形态饱满,直径正常(3～8 mm)。

(2)内部透声良好。

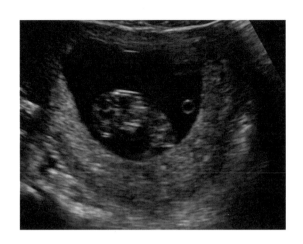

**图8-1-2 卵黄囊**

孕囊内小无回声区,形态饱满,直径正常,透声良好。

3.胚芽及胎心胎动:见图8-1-3。

【声像图】

(1)孕囊内有点状或不规则小块状回声区。

(2)长径>5 mm、孕6~7周时,观察有无心管搏动。

(3)孕9周时观察胎动。

(4)孕10周时辨认胎儿。

(5)孕11~13周$^{+6天}$时,观察胎儿躯干、脊柱、长骨和胎心内部结构。

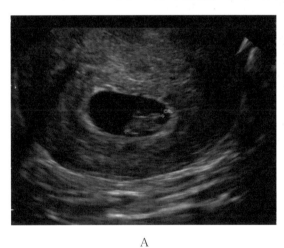

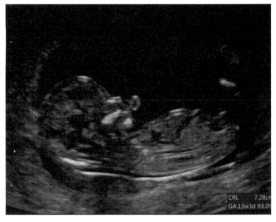

A                                      B

**图8-1-3 胚芽及胎心胎动**

A.孕7周胚芽,显示脑泡,测量胚芽长轴最大切面;B.孕13周胎儿,正中矢状面进行顶臀径测量。

4.胎盘:见图 8-1-4。

【声像图】

(1)妊娠 10 周后可以观察。

(2)致密偏高回声。

(3)位于宫底或宫体,子宫前后、侧壁,注意胎盘与宫颈内口的位置关系。

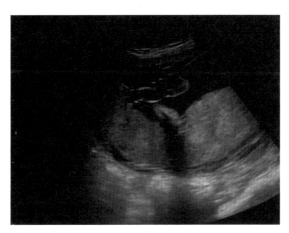

**图 8-1-4 胎盘**

紧贴宫壁偏高致密回声。

## 二、正常中晚孕

### (一)Ⅱ级筛查

·检查目的:排除胎儿六大类致死性畸形及部分严重畸形,对于胎儿晚孕期易出现的部分疾病进行检查,包括脑积水、肾积水等。

·六大类致死性畸形:无脑儿、严重脑膨出、严重开放性脊柱裂、严重胸腹壁缺损伴内脏外翻、单腔心、致死性软骨发育不良。

·检查各标准切面。

1.宫颈:见图 8-1-5。

【声像图】

(1)宫颈形态呈类矩形。

(2)宫颈管呈闭合状态,长度正常(≥3 cm)。

(3)宫颈口未见扩张。

2.颅脑:见图 8-1-6。

【声像图】

(1)各切面光滑完整,脑组织结构完整。

(2)脑中线位置居中,两侧对称,透明隔腔宽度正常(3~10 mm)。

(3)观察侧脑室及后颅窝池宽度(3~10 mm),排除脑积水。

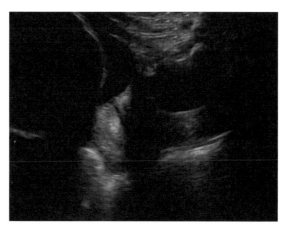

图 8 - 1 - 5　宫颈

宫颈管形态、长度正常,内外口均未见扩张。

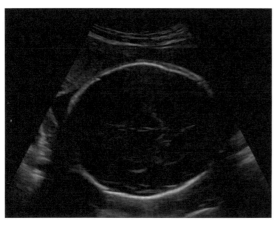

A

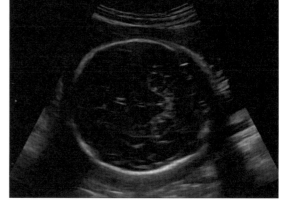

B

图 8 - 1 - 6　颅脑

A. 侧脑室平面:丘脑形态正常,侧脑室宽度正常;B. 小脑平面:小脑形态正常,蚓部可见,后颅窝池宽度正常。

　　3.面部:见图 8 - 1 - 7。

【声像图】

(1)眼内距:眼外距约为 1∶3。

(2)两侧鼻孔可见,上唇线连续性完整。

　　4.心脏:见图 8 - 1 - 8。

【声像图】

　　四腔心切面:心脏位于胸腔内,心尖朝左,双侧房室腔大小正常,右心略大于左心,十字交叉结构存在,二、三尖瓣开闭情况良好。可见至少两根肺静脉回流至左房。心轴角度约为 45°,心胸比为 1/3~1/2。

　　5.腹腔:见图 8 - 1 - 9。

【声像图】

(1)胎儿肝脏可见,呈偏高回声,内回声均匀。

(2)腹壁连续性完整,胃泡位于左侧腹腔,脐静脉腹内段入肝后,向右侧弯曲。

(3)脊柱横断面可见椎体椎弓,腹主动脉位于脊柱左前方,下腔静脉位于腹主动脉右前方。

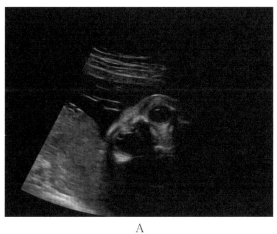
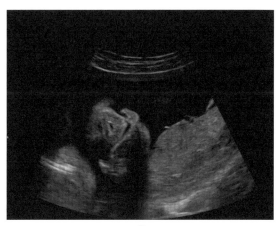

A                                    B

图 8-1-7  面部

A. 双眼眶横断面:眼距正常,晶状体可见;B. 鼻孔嘴唇冠状面:双侧鼻孔可见,上唇线回声无中断。

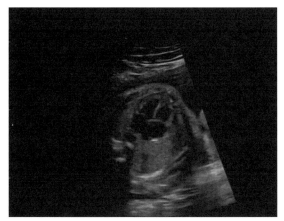
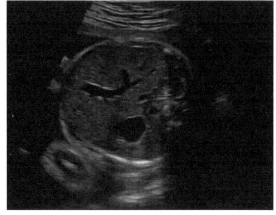

图 8-1-8  四腔心切面              图 8-1-9  腹部胃泡水平横切面

6.膀胱脐动脉横断面:见图 8-1-10。

【声像图】

(1)下腹腔内圆形无回声,边界清晰,透声良好,直径小于 5 cm。

(2)膀胱两侧各可见 1 条脐动脉,延至脐孔处。

(3)脐孔处可见 2 条脐动脉、1 条脐静脉进入腹腔,其余腹壁连续。

7.四肢长骨:见图8-1-11。

【声像图】

(1)四肢长骨呈长条状强回声,后方见宽大声影。

(2)长骨回声连续完整,未见回声消失或中断。

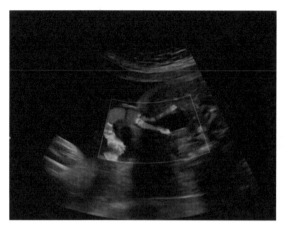

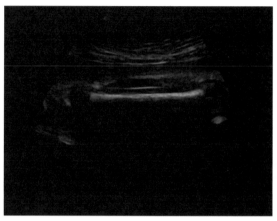

**图8-1-10 膀胱脐动脉横断面**

膀胱血流两侧各见1条脐动脉。

**图8-1-11 股骨长轴切面**

8.脊柱:见图8-1-12。

【声像图】

(1)纵切面呈两条平行排列的串珠样强回声,至尾椎部靠拢上翘。

(2)横断面为近三角形强回声结构。

(3)脊柱生理弯曲可见,弧度正常。

(4)骶尾部皮肤线完整。

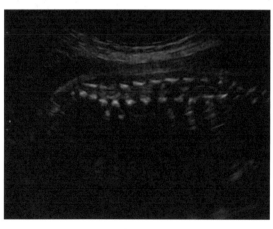

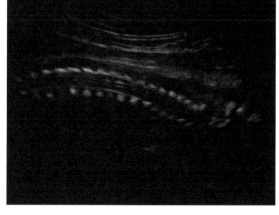

A

B

**图8-1-12 脊柱长轴切面**

A.重点骶尾部;B.重点颈胸段。

9.肾脏:见图 8-1-13。

【声像图】

(1)双肾分别位于腰椎两侧,纵切面呈蚕豆形,横切面呈圆形。

(2)肾包膜呈强回声,肾盏呈高回声,实质及髓质呈低回声。

(3)晚孕肾盂可见分离(≤10 mm)。

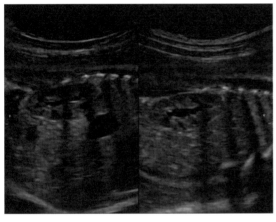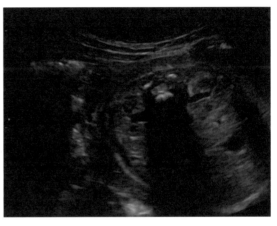

A B

**图 8-1-13 肾脏**

脊柱两侧各见一肾脏结构,形态大小正常,肾盂轻度分离。A.双肾纵切面;B.双肾横切面。

## (二)晚孕Ⅰ级筛查

1.双顶径及头围测量切面:见图 8-1-14。

【声像图】

(1)双顶径:丘脑平面,自近场颅骨外缘垂直于脑中线,测量至对侧颅骨内缘最远距离。

(2)头围:丘脑平面,紧贴颅骨光环外缘,测量周长,不包括皮肤。

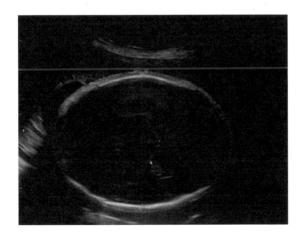

**图 8-1-14 双顶径及头围测量切面**

2.腹围测量切面:见图 8-1-15。

【声像图】

(1)取肝脏横切面,同时显示胃泡及肝脏脐静脉切面、脊柱横断面。

(2)自皮肤外围测量周长。

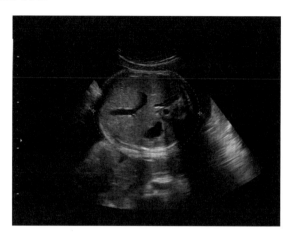

**图 8-1-15　腹围测量切面**

3.股骨测量切面:见图 8-1-16。

【声像图】

(1)取股骨与声束垂直切面,股骨两端呈平行切面,切面与股骨长轴垂直。

(2)股骨两端中点间连线测量股骨干长度,避免包括干骺端及股骨颈。

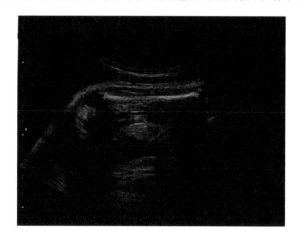

**图 8-1-16　股骨测量切面**

4.胎盘测量切面:见图 8-1-17。

【声像图】

(1)取胎盘横切面,自胎盘胎儿面垂直胎儿母体面测量厚度。

(2)观察胎盘实质内钙化程度,评估成熟度。

(3)厚度不超过孕周±10 mm。

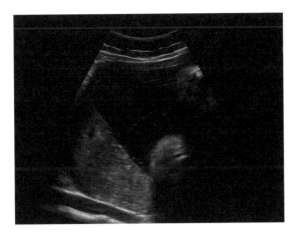

图 8-1-17　胎盘厚度测量

5.羊水测量:见图 8-1-18。

【声像图】

(1)探头垂直于水平面,取单切面羊水最大深度测量(3～8 cm)。

(2)测量时,避开羊水内的肢体及脐带。

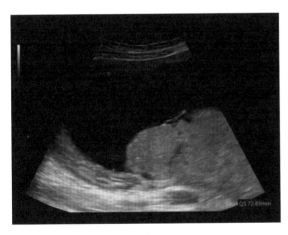
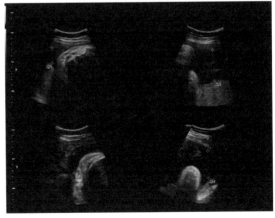

A                                                    B

图 8-1-18　羊水测量

A.羊水最大深度测量;B.羊水指数测量(四个象限最大深度相加的总和)。

6.脐动脉血流频谱测量:见图 8-1-19。

【声像图】

(1)嘱孕妇平稳呼吸,调整取样框,调整测量角度至脐动脉平行。

(2)测量 3～10 个频谱波形。

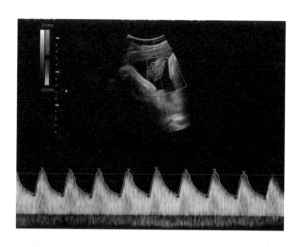

图 8 - 1 - 19　脐动脉频谱测量

7.脐带绕颈情况:见图 8 - 1 - 20。

【声像图】

(1)长轴纵切面,胎儿颈部皮肤线被脐带压迫,可见切迹。

(2)短轴横断面,胎儿颈部一周可见环状血流。

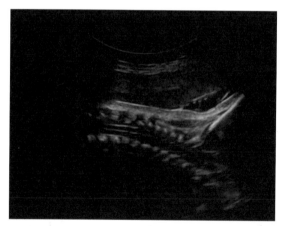
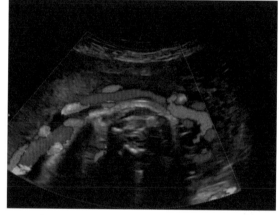

图 8 - 1 - 20　脐带绕颈一周

(周　楠)

# 第二节　异常妊娠

## 一、流产

1.先兆流产:停经后,少量阴道流血,量少于月经量,无腹痛或轻微下腹痛,可伴腰痛及下坠感(图 8 - 2 - 1)。

【声像图】

(1)宫腔内可见妊娠囊,胚胎符合孕周大小,可见胎心搏动。

(2)胚囊与子宫壁之间见云雾状暗区,为绒毛膜从宫壁剥离、局部积血。

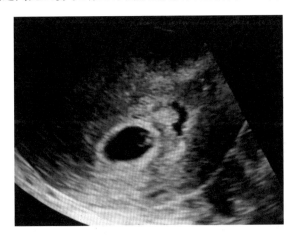

**图 8-2-1 先兆流产**

宫腔内可见正常妊娠囊,胚囊与子宫壁之间见无回声区。

2.难免流产:阴道流血量增多,阵发性腹痛加剧,流产不可避免,宫颈口已开,孕囊位置下移(图 8-2-2)。

【声像图】

(1)孕囊变形,下移至子宫下段或宫颈管内,甚至排出至宫颈外口或阴道内。

(2)胚胎常死亡,形态可辨,可见绒毛膜剥离或宫腔积血声像。

(3)CDFI:妊娠囊内无胎心搏动信号,若孕囊未剥离,则可探及低阻力的滋养层血流。

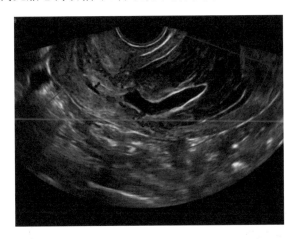

**图 8-2-2 难免流产**

孕囊变形,下移至子宫下段,妊娠囊内无胎心搏动。

3.稽留流产:胚胎或胎儿已死亡但未及时排出而长时间存在于宫腔内。宫颈口关闭,子宫小于相应孕周(图8-2-3)。

【声像图】

(1)子宫小于相应孕周,宫腔内可见孕囊变形、不规则,囊内无正常胚胎。

(2)残存胚胎呈一高回声团,位于孕囊一侧。

(3)有时妊娠囊不清,仅残存胎盘绒毛,并可见宫腔积液。

(4)胎盘发生水肿变性(胎盘水泡样变),呈大小不等的蜂窝状液性暗区。

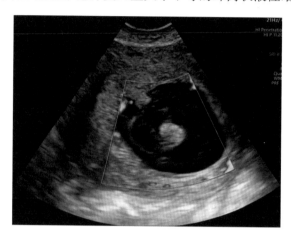

**图8-2-3 稽留流产**

宫腔内可见孕囊变形、不规则,残存胚胎呈一高回声团。

4.不全流产:妊娠囊排出,宫腔内仍残留部分组织物及血块,阴道出血较多,宫颈口可见活动性出血或组织物堵塞,子宫小于相应孕周(图8-2-4)。

【声像图】

(1)子宫比相应孕周小,宫腔内未见正常妊娠囊结构。

(2)宫腔内可见不规则斑块状、团状高回声,或见少许液性暗区。

(3)CDFI:宫腔内不均质团块内可无明显血流信号,但相邻局部肌层内可见丰富血流信号。

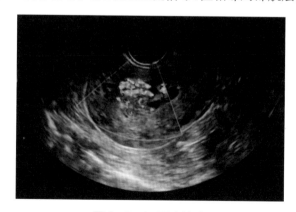

**图8-2-4 不全流产**

宫腔内未见正常妊娠囊结构,宫腔内不均质团块相邻局部肌层内可见丰富血流信号。

5.完全流产:妊娠组织物完全排出,阴道流血减少,宫颈口闭合,子宫恢复正常大小。

【声像图】

子宫接近正常大小,宫腔内膜线清晰,宫腔内可有少许积液。

## 二、异位妊娠

受精卵在宫腔以外着床称为异位妊娠。以输卵管妊娠最为常见,病因常为输卵管管腔或周围炎症,引起管腔通畅不佳,阻碍受精卵正常运行,使之在输卵管内停留、着床、发育,导致输卵管妊娠流产或破裂。输卵管妊娠壶腹部最多,其次为峡部,伞端和间质部较少见。

【声像图】

(1)子宫稍增大,宫内无妊娠囊结构。

(2)大多子宫内膜增厚明显,有时可见子宫内膜分离,形成假孕囊。

(3)盆腔可见积液,深度常大于 1 cm,透声较差。

【分型】

1.未破裂型。

(1)附件区可见类妊娠囊的环状高回声结构,内为小液性暗区,又称 Donut 征(图 8 - 2 - 5)。

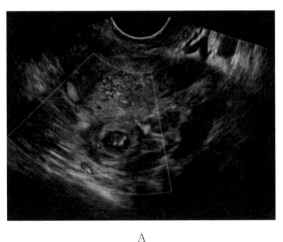
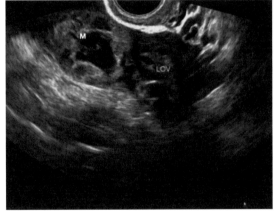

A　　　　　　　　　　　　　　　　B

**图 8 - 2 - 5　异位妊娠**

A.B.附件区可见类妊娠囊的环状高回声结构,可见 Donut 征。

(2)胚胎存活时,有胎心搏动,在类妊娠囊周围可见类滋养层周围血流频谱。

2.流产型。

(1)宫旁可见边界不清的不规则小肿块,肿块内呈不均质高回声及液性暗区,有时仍可见 Donut 征。

(2)盆腔内见液性暗区,量较少。

3.破裂型。

（1）宫旁肿块较大,无明显边界,内部回声杂乱,难以辨别妊娠囊结构,仔细扫查是有可能见到 Donut 结构的。

（2）腹盆腔大量液性暗区。

（3）CDFI:不规则肿块内散在点状血流信号,有时可见滋养层周围血流信号。

4.陈旧型。

（1）宫旁见不规则的实性肿块,内部呈不均质的中等或高回声。

（2）可有少量盆腔积液。

（3）CDFI:包块内血流信号不丰富。

### 三、多胎妊娠

一次妊娠子宫腔内同时有两个或两个以上胎儿称为多胎妊娠。

【声像图】

见图 8-2-6。

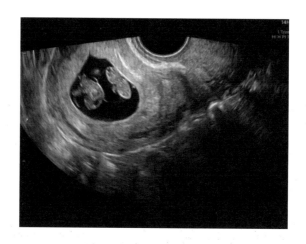

**图 8-2-6　孕早期双胎妊娠**
羊膜腔内显示双胚胎。

### 四、羊水及胎盘异常

#### (一)胎盘大小异常

胎盘呈圆盘状,中间厚,边缘薄,足月时直径为 16～20 cm。

1.胎盘过小:见图 8-2-7。

【声像图】

胎盘过小指成熟胎盘厚度小于 2.5 cm。胎盘薄常常是小龄胎儿或生长发育迟缓的一个征兆。胎盘过小也可见于其他情况,如染色体异常、孕前糖尿病、羊水过多。

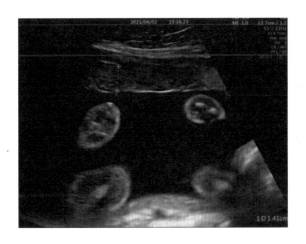

图 8 - 2 - 7 胎盘过小

前壁胎盘厚度约 14 mm。

2.胎盘过大:见图 8 - 2 - 8。

【声像图】

胎盘过大通常指胎盘厚度大于 5 cm,产生原因很多,大致分为两类:均质型和非均质型。

(1)均质型:糖尿病、贫血、水肿、感染(绒毛炎)、非整倍体等。

(2)非均质型:水泡状胎块妊娠、三倍体、胎盘出血、间质发育不良等。

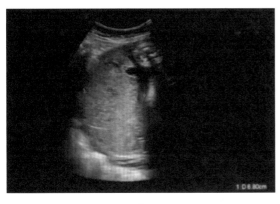
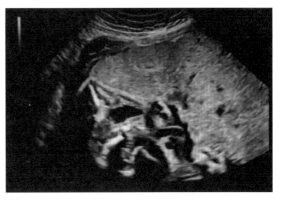

A                                              B

图 8 - 2 - 8 胎盘过大

A.B.若胎盘黏膜附着于宫腔壁的面积小,也可能引起胎盘增厚现象。

## (二)胎盘形状异常

1.副胎盘:见图 8 - 2 - 9。

【声像图】

显示在主胎盘外有一个或几个与胎盘回声相同的实性团块,与主胎盘间至少有 2 cm 的距离。

CDFI:实性团块与主胎盘间有血管相连,且多普勒频谱提示为胎儿血管。如果副胎盘从主胎盘跨过宫颈内口到对侧,应注意有无血管前置。

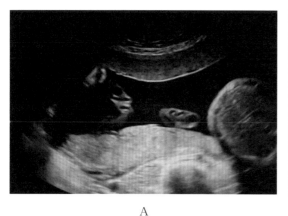 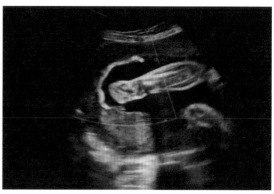

A          B

**图 8-2-9　副胎盘**

A. B. 前后壁分别见胎盘;两者之间见血管桥。

2.膜状胎盘:指功能性的绒毛膜覆盖全部胎膜,胎盘发育为如薄膜状结构,占据整个绒毛膜周边。胎囊周边几乎被绒毛组织覆盖且异常薄。

【声像图】

胎盘覆盖范围极广,占宫腔壁 2/3 以上,胎盘极薄,仅 1～2 cm。

3.轮状胎盘:指胎盘胎儿面向中心内凹,周围可见环绕增厚的灰白色环,环是由双折的羊膜和绒毛膜构成的,其间有退化的蜕膜极纤维。

【声像图】

胎盘边缘呈环状或片状凸向羊膜腔(图 8-2-10),内部回声与胎盘组织相似,有出血或梗死者内部可见无回声或低回声区。

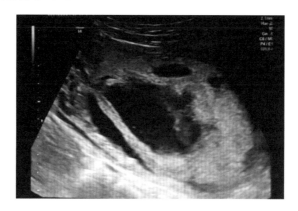

**图 8-2-10　轮状胎盘**

胎盘边缘呈环状凸向羊膜腔。

## （三）前置胎盘

指孕 28 周后,若胎盘附着于子宫下段,甚至胎盘下缘达到或覆盖宫颈内口,其位置低于胎儿先露的情况。分类:前置胎盘、低置胎盘。

【声像图】

见图 8-2-11。

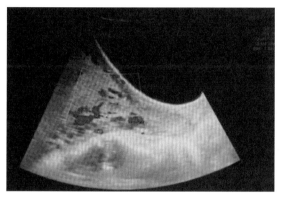 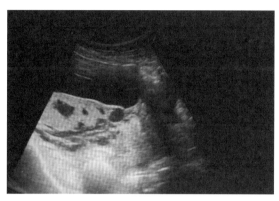

| A | B |

**图 8-2-11　前置胎盘**

A. B. 胎盘完全覆盖宫颈内口,胎盘下缘至宫颈内口边缘。

## （四）血管前置

血管前置指胎膜血管位于胎儿显露前方跨越宫颈内口或接近宫颈内口(图 8-2-12),是绒毛的异常发育所致。脐带帆状入口、副胎盘和双叶胎盘等都可能使绒毛异常发育生长。

【声像图】

显示位于宫颈之上的血管横切面呈多个无回声区,纵切面呈条形或曲线形无回声区。CDFI:胎儿脐动脉频谱波形。

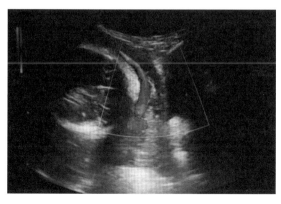 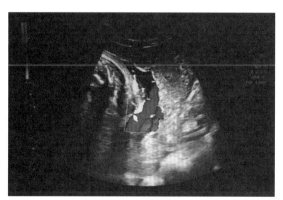

| A | B |

**图 8-2-12　血管前置**

A. B. 脐血管在胎膜上走行经宫颈内口上方。

## (五)胎盘植入

胎盘植入指胎盘绒毛异常植入到子宫肌层。植入部分常见于子宫瘢痕、黏膜下肌瘤、子宫下段、残角子宫等(图8-2-13)。

分型:①植入较浅,胎盘仅与宫壁肌层接触(胎盘粘连);②植入较深,胎盘绒毛达深部肌层(胎盘植入);③植入更深,胎盘绒毛穿透宫壁肌层,常侵入膀胱和直肠(胎盘穿透)。

【声像图】

(1)前壁胎盘合并前置胎盘(先前剖宫产史)。

(2)胎盘增厚。

(3)胎盘内多个大小不等的不规则液性暗区(胎盘陷窝)。

(4)胎盘后方子宫壁肌层低回声带变薄或消失。

(5)累及膀胱的重度植入性胎盘表现与子宫相邻的膀胱浆膜层强回声带消失,见不规则无回声结构凸向膀胱。

(6)CDFI:胎盘陷窝内血流丰富,宫旁血管充血,子宫动脉阻力减小,正常胎盘后方子宫肌层内弓状动脉血流中断、消失。

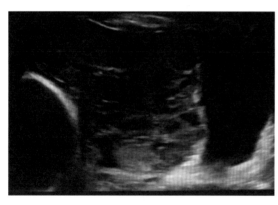
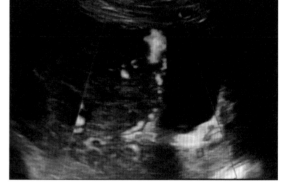

A        B

**图8-2-13 胎盘植入**

A.B.前壁胎盘合并前置胎盘,胎盘内可见多个大小不等的不规则无回声区(胎盘陷窝),胎盘陷窝内血流丰富。

## (六)胎盘早剥

妊娠20周后或分娩期,正常位置的胎盘在胎儿娩出前部分或者完全从子宫壁剥离称为胎盘早剥。其发生与妊娠高血压综合征、慢性高血压、腹部外伤、脐带过短、脐带绕颈和孕妇长时间仰卧等因素有关。

分型:显性出血(外出血)、隐性出血(内出血)和混合性出血(内出血变化而来)。

【声像图】

(1)显性剥离,胎盘后方无血液积聚,胎盘形态无变化,超声难以诊断。

(2)最常见的是胎盘边缘(绒毛膜下出血)剥离,胎盘后或胎盘前血肿(图8-2-14)。

(3)仅有胎盘异常增厚,呈不均匀增强,胎盘厚度大于5 cm。

(4)血液破入羊膜腔,羊水内可见点状回声漂浮。

(5)剥离面过大可出现胎心减慢,甚至胎死宫内。

(6)胎盘后出血超声表现:急性期(0～48 h),表现为强回声;3～7 d,包块变成等回声;1～2 W,变成内部夹有强回声的无回声;2 W后血块一部分变为无回声。血肿通常随时间延长而逐渐缩小。

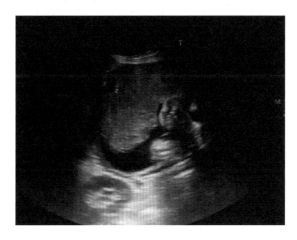

图 8 - 2 - 14 胎盘后方血肿形成

### (七)胎盘实质异常

1.胎盘常见暗区回声。

(1)胎盘绒毛膜板下无回声区:即胎盘囊肿,常为栓塞及其后发生的纤维蛋白积聚所致,小范围存在不影响胎盘功能。

【声像图】

见图 8 - 2 - 15。

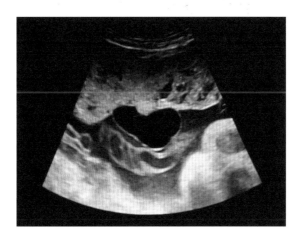

图 8 - 2 - 15 胎盘实质内无血流的无回声区

(2)胎盘后静脉丛:也称胎盘静脉窦,胎盘基底膜下的低回声管状结构沿子宫壁排列,为静脉滞留所致,子宫下段侧壁多见,应与胎盘后血肿鉴别。

【声像图】

见图 8 - 2 - 16。

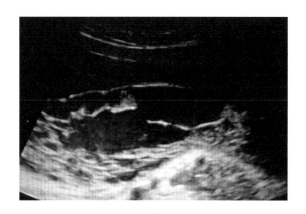

**图 8 - 2 - 16 中孕期孕妇子宫下段侧壁低回声管状结构**

(3)胎盘静脉池:也称血池,中期妊娠时在胎盘绒毛中心部分无绒毛处胎盘实质中近圆形或不规则形的无回声区,可见密集点状回声快速从侧壁流入暗区内,是母体血在绒毛膜板下的绒毛间隙内积聚而成的,一般对胎儿无影响,若范围大可能影响绒毛血液交换。

【声像图】

见图 8 - 2 - 17。

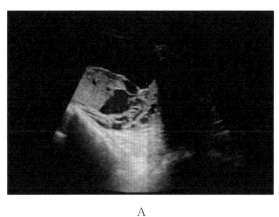
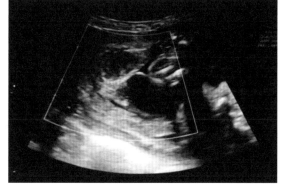

A                                                                                              B

**图 8 - 2 - 17 胎盘静脉池**
A. B. 胎盘边缘不规则形的无回声区,内可见密集点状及云雾状回声。

2.胎盘血管瘤:又称胎盘绒毛膜血管瘤,是一种原发良性非滋养层肿瘤,较少见,多生长在胎盘实质内(图 8 - 2 - 18)。

【声像图】

(1)多为边界清楚的圆形或类圆形结节,位置通常紧邻脐带入口,靠近绒毛膜表面,内部回声以低回声或蜂窝无回声较多见。

（2）肿块大时,常伴有羊水过多及胎儿宫内生长发育迟缓。

（3）CDFI:肿瘤内部血流丰富。

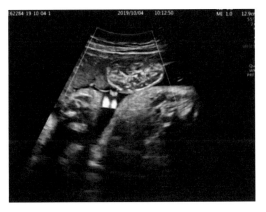
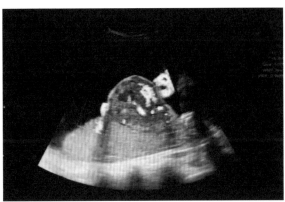

A

B

**图 8 - 2 - 18　胎盘血管瘤**

A.B.边界清楚的类圆形结节,周边回声增强,内可见丰富血流信号。

3.胎盘畸胎瘤:是一种罕见的胎盘肿瘤,具有畸胎瘤常见的声像特征。

【声像图】

（1）通常为囊实混合性包块,可有钙化,包块内常有强回声团伴声影;呈"发团"征、"垂柳"征、"杂乱结构"征等。

（2）CDFI:大多包块内部无血流信号。

## （八）羊水量异常

1.羊水过多:羊水指数≥25 cm 或羊水最大深度≥8 cm。

羊水量过多病因:

（1）胎儿畸形:神经管畸形、消化系统畸形、呼吸系统畸形。

（2）孕妇疾病:并发症(母儿血型不合、妊娠期高血压症等)。

（3）多胎妊娠及巨大儿。

（4）胎盘脐带病变:胎盘绒毛膜血管瘤、帆状胎盘。

（5）特发性羊水过多原因不明。

2.羊水过少:羊水指数≤5 cm 或羊水最大深度≤2 cm。

羊水量过少病因:

（1）胎儿畸形:胎儿先天性肾缺如、肾发育不良等。

（2）胎盘功能异常:过期妊娠、胎儿生长受限、妊娠期高血压症、胎盘退行性变等。

（3）羊膜病变:羊膜变薄、上皮细胞萎缩等。

（4）母亲因素:脱水、服用利尿剂等。

（梁　婧）

# 第三节　常见胎儿结构畸形

## 一、胎儿神经管畸形

### (一)无脑畸形

见图 8 - 3 - 1。

【声像图】

(1)头颅形态严重异常,颅骨强回声环消失,无大脑半球,仅在颅底显示"瘤结"样结构。

(2)双眼球向前凸出,呈"蛙"样面容,眼眶上方无颅骨。

(3)羊水浑浊,"牛奶"样羊水,常伴有羊水过多。

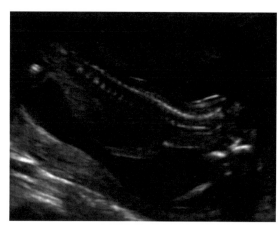
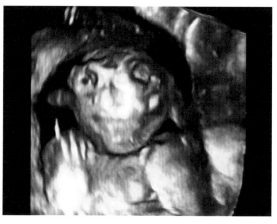

A　　　　　　　　　　　　　　　B

**图 8 - 3 - 1　无脑畸形**

A. 脊柱矢状切面显示脊柱上方颅骨缺失、无脑组织;B. 面部三维成像显示眼眶以上颅骨缺失,双眼明显外突,"蛙"样面容。

### (二)露脑畸形

见图 8 - 3 - 2。

【声像图】

(1)颅骨强回声环消失,脑组织被脑膜包裹直接暴露于羊水中,脑组织回声紊乱。

(2)羊水浑浊,常伴有羊水过多。

### (三)脑膨出和脑膜膨出

见图 8 - 3 - 3。

【声像图】

(1)颅骨强回声连续性中断。

(2)脑膨出是指脑膜和脑组织膨出,膨出物呈不均质低回声。

（3）脑膜膨出是指仅有脑膜膨出，膨出物内仅含脑脊液，呈无回声，囊壁薄，内无分隔。

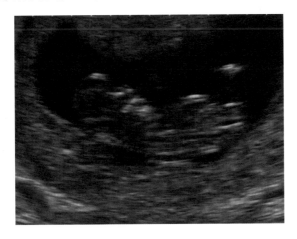

图 8-3-2 露脑畸形

胎儿矢状切面显示颅骨缺如，脑组织直接暴露于羊水中，外覆脑膜，内结构紊乱。

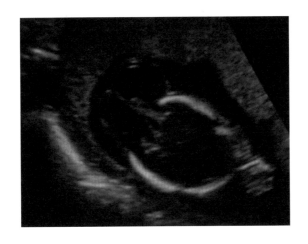

图 8-3-3 脑膨出

头颅横切面显示颅骨强回声连续性部分中断，可见脑膜及脑组织膨出（脑膨出）。

## （四）脊柱裂

1. 开放性脊柱裂：见图 8-3-4。

【声像图】

（1）矢状面上脊柱串珠样强回声中断，皮肤连续性中断；冠状面上两个椎弓骨化中心呈"V"形或"U"形。

（2）合并脊膜膨出时，裂口处可见囊性包块；合并脊髓、脊膜膨出时，囊性包块内可见马尾或脊髓组织；合并脊髓外露时，裂口处无包块，神经基板与皮肤裂口平齐。

（3）头颅异常：颅后窝池消失，"香蕉"小脑，"柠檬头"征，脑室扩大，双顶径小于孕周，等等。

（4）好发于腰段及骶尾段水平，常伴有羊水过多。

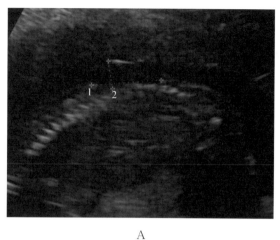 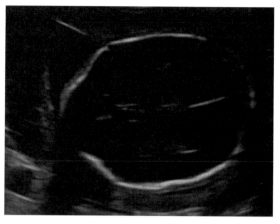

A                B

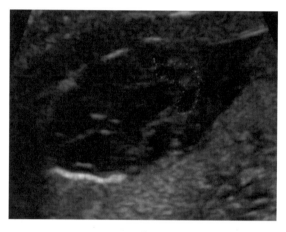

C

**图 8 - 3 - 4　开放性脊柱裂**

A. 脊柱矢状切面显示皮肤连续性中断,脊柱后方串珠样强回声中断,脊膜膨出,形成一囊性包块(图中 1 与 2 所示),壁薄;B. 头颅横切面显示前额隆起,双侧颞骨塌陷,形似柠檬,称为"柠檬头"征;C. 小脑横切面显示小脑变小,弯曲呈"香蕉"状(虚线轮廓内),后颅窝池消失。

　　2.闭合性脊柱裂:见图 8 - 3 - 5。

【声像图】

　　(1)脊柱串珠样强回声中断,皮肤连续性完整,产前不易发现,仅部分合并背部明显包块者才有可能在产前检出。

　　(2)无典型颅脑声像改变。

（五）脑积水

　　见图 8 - 3 - 6。

【声像图】

　　(1)侧脑室后角宽度大于 15 mm。

（2）脑室系统扩张，脉络丛似悬挂于侧脑室内。

（3）严重时，可有脑组织受压变薄。

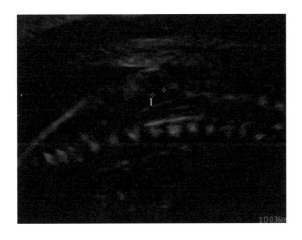

**图 8-3-5 闭合性脊柱裂**

脊柱矢状切面显示脊柱串珠样强回声中断（图中 1 所示），皮肤连续性完整，可见脊膜膨出，形成囊性包块。

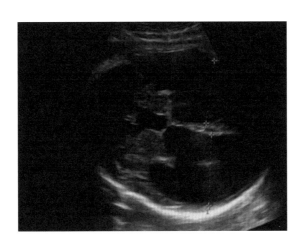

**图 8-3-6 脑积水**

头颅横切面显示双侧侧脑室明显扩张，大脑皮质明显受压变薄。

# 二、胎儿消化道畸形

十二指肠闭锁与狭窄：见图 8-3-7。

【声像图】

（1）胎儿上腹部横切面可见"双泡"征，为扩张的胃及十二指肠近段，两泡相通。

（2）常伴羊水过多。

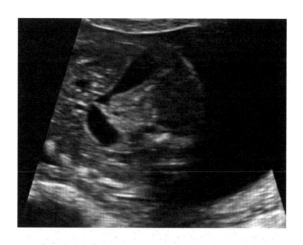

**图 8 - 3 - 7  十二指肠闭锁与狭窄**

腹部横切面显示"双泡"征,双泡在幽门处相通。

## 三、胎儿前腹壁畸形

1.脐膨出:见图 8 - 3 - 8。

【声像图】

(1)前腹壁中线处,皮肤强回声中断,可见向外膨出的包块。

(2)包块外可见线状强回声膜覆盖。

(3)脐带腹壁入口可位于包块顶端或偏于一侧。

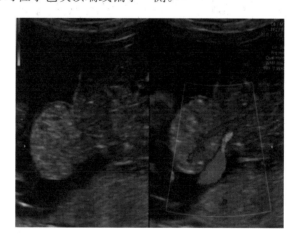

**图 8 - 3 - 8  脐膨出**

腹部横切面显示腹壁皮肤连续性中断,肝脏膨出,表面见线状强回声膜覆盖,

CDFI 示肝脏血流信号及脐带腹壁入口位于包块一侧。

2.腹裂:见图 8 - 3 - 9。

【声像图】

（1）脐带入口右侧皮肤强回声中断。

（2）腹腔脏器（如胃、肠等）外翻至腹壁外，自由漂浮于羊水中，无膜覆盖。

（3）脐带腹壁入口位置正常。

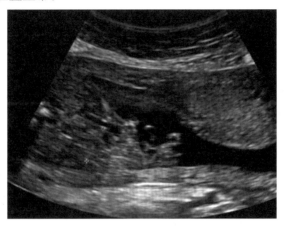

图 8 - 3 - 9 腹裂

腹部横切面显示腹壁皮肤连续性中断，可见肠管向外膨出，直接漂浮于羊水中，无膜覆盖。

# 四、胎儿心血管畸形

## （一）单腔心

1. 单心房：见图 8 - 3 - 10。

【声像图】

（1）四腔心切面示十字交叉正常结构消失，房间隔完全不显示，仅见一共同心房。

（2）左右房室瓣可见，两者在室间隔上的附着点在同一水平。

（3）CDFI：共同心房内血流相通，混合无分界。

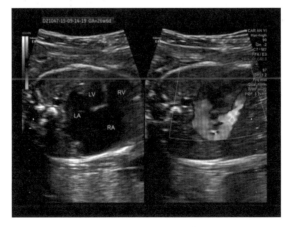

图 8 - 3 - 10 单心房

四腔心切面示十字交叉正常结构消失，房间隔完全不显示，仅见一共同心房。

2.单心室:见图 8-3-11。

【声像图】

(1)四腔心切面示十字交叉正常结构消失,室间隔完全不显示,仅见一共同心室腔。

(2)共同心室腔可以为左心室型或右心室型,有相应心室图像特点。

(3)单心室与心房间可见两组房室瓣、一组共同房室瓣连接,亦可为一侧房室瓣闭锁或缺如。

(4)CDFI:共同心室腔内血流相通,混合无分界。

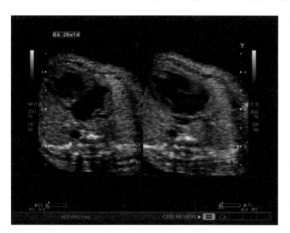
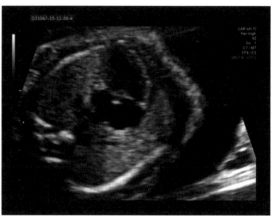

A                                                   B

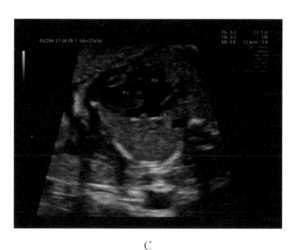

C

图 8-3-11  单心室

A.B.四腔心切面示房室间隔几乎不显示,呈现单心房、单心室图像,仅见一组房室瓣;C.四腔心切面示左心显著狭小,左室腔几乎不显示,二尖瓣呈闭锁状,仅见右室腔。

## (二)房室间隔缺损

1.完全性房室间隔缺损:见图 8-3-12。

【声像图】

(1)四腔心切面示房间隔下部及室间隔上部连续性中断,心脏中央的十字交叉图像消失,仅见一组共同房室瓣,4个房室腔相通。

(2)房室腔大小一般在正常范围。

(3)心室与大动脉连接关系一般无明显异常。主动脉、肺动脉一般无明显异常。

(4)CDFI仅见一粗大血流束经过共瓣口进入两侧心室,正常双流入道血流消失,收缩期共瓣口常可见明显的反流信号。

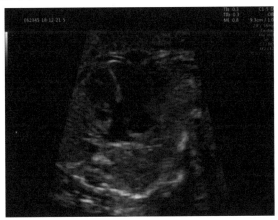

**图 8 - 3 - 12　完全性房室间隔缺损**

四腔心切面示十字交叉结构消失,房间隔下部及室间隔上部连续性中断,仅见一组共同房室瓣。

2.部分性房室间隔缺损(或称原发房室间隔缺损):见图 8 - 3 - 13。

【声像图】

(1)四腔心切面示房间隔下部连续性中断。

(2)左、右房室瓣可见,两者在室间隔上的附着点在同一水平。

(3)伴房间隔完全不发育者,可见单一心房图像。

(4)合并二尖瓣前叶裂者,CDFI:来源于二尖瓣瓣体处的反流信号。

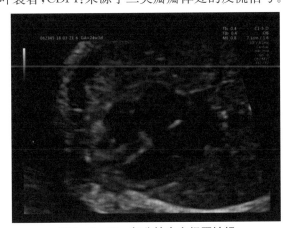

**图 8 - 3 - 13　部分性房室间隔缺损**

四腔心切面示房间隔下部回声中断,二尖瓣、三尖瓣附着于室间隔同一水平。

## 五、胎儿骨骼畸形

### (一)致死性骨发育不良

见图8-3-14。

【声像图】

(1)严重四肢均匀短小:四肢长度均≤M－4SD,FL/AC<0.16。

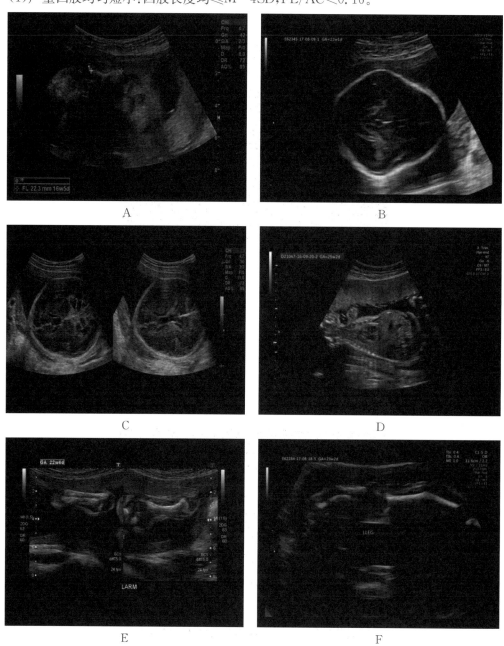

A                                    B

C                                    D

E                                    F

图8-3-14 致死性骨发育不良

A.孕23W＋4D胎儿股骨显著短而弯曲,FL<M－4SD。B.致死性侏儒Ⅱ型"三叶草"头形,经颞部胎头横切面

显示前额较窄,向前隆起,两个颞部向外凸出。C. 成骨不全Ⅱ型:颅骨骨化差,颅骨板回声与脑中线接近,颅内结构显示异常清晰。D. 胎儿胸腹正中切面:胸腔狭小,腹部膨隆,胸腹移行处见切迹。E. 胎儿左侧肱骨短小,干骺端膨大,呈"电话筒"样改变。F. 孕23W+2D肢体屈曲症胎儿,双侧股骨及胫腓骨均向前弯曲变形,类似骨折后成角样改变,同一胎儿双侧上肢无明显弯曲。

(2)严重窄胸畸形:胸围(TC)<第五百分位数;心胸面积比>60%(除外心脏畸形);TC/AC<0.89。胸廓狭窄常为渐进性。

(3)某些特殊声像:三叶草头(致死性侏儒Ⅱ型)、多发性骨折(成骨不全Ⅱ型)和下肢长骨显著弯曲变形(肢体屈曲症)。

## (二)非致死性骨发育不良

【声像图】

(1)肢体短小程度较致死性相对较轻且出现相对较晚(<M−2SD,>M−4SD),有些到中孕后期或晚孕期才出现。

(2)窄胸症状也相对较轻,且非渐进性。

(3)伴发其他骨骼异常:前额隆起、鞍鼻(图8-3-15)、水平肋、多指(趾)、小下颌(图8-3-16)、足内翻、脊柱侧凸等。

(4)伴发其他脏器异常:先天性心脏病、唇(腭)裂、羊水过多等。

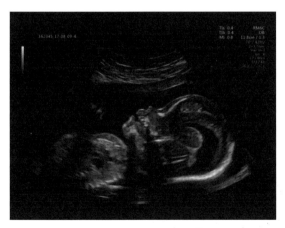

图8-3-15　24W+3D胎儿鞍鼻图像

鼻骨根部凹陷,鼻尖上翘,形似马鞍。

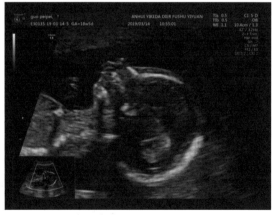

图8-3-16　18W+5D胎儿小下颌图像

下颌短小后缩,"S"形曲线消失。

## (三)肢体缺失和截肢

1.横向肢体缺陷。

【声像图】

(1)完全截肢:上肢或下肢整体的缺失,视野范围内无法显示缺失肢体内的各个长骨。

(2)部分截肢:截断面以下肢体不显示,截断面以上肢体可显示,截断面可规整或不规整;截肢类型一般以截断面水平命名。

(3)羊膜带综合征引起的截肢特点:断端常不规整,骨骼回声可凸出于软组织;截肢可为多发;常同时合并其他异常,如脑膨出、腹裂等。

2.纵行肢体缺陷:见图8-3-17。

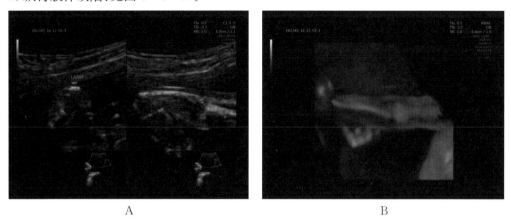

A            B

**图8-3-17 胎儿左侧桡骨缺如,钩状手、拇指缺如**

A.二维图像显示左侧前臂横切面及长轴切面仅见左侧尺骨,桡骨不显示,同时显示钩状手;B.同一胎儿左上肢三维立体重建图像。

【声像图】

(1)肱骨或股骨纵行缺陷:上臂肱骨或大腿股骨完全或部分缺失,远端前臂直接连于躯干。

(2)尺骨、桡骨或胫骨、腓骨纵行缺陷:前臂尺骨、桡骨或小腿胫骨、腓骨完全或部分缺失,患肢细小、短缩并弯曲畸形,多伴腕关节或踝关节形态异常,可伴手指或足趾缺失。如桡骨发育不全或缺如时,腕关节偏向桡侧,可伴拇指缺失。

(3)混合型纵行缺陷:如海豹肢畸形。

a.完全性海豹肢:患儿手臂或腿缺失,手或足直接连于躯干。

b.部分性海豹肢:患儿上臂或大腿缺失,前臂或小腿及远段肢体直接连于躯干;患儿前臂或小腿缺失,手或足直接连于上臂或大腿(图8-3-18)。

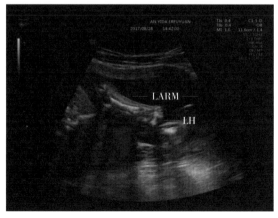

**图8-3-18 孕23W+5D胎儿左上肢部分性海豹肢**

左上肢肱骨缺如,手与前臂直接连于躯干。

## 六、胎儿胸腔畸形

1. 先天性肺气道畸形：见图 8 – 3 – 19。

【声像图】

(1)表现为胸腔内实性强回声或囊实混合回声肿块,回声强弱取决于包块内部成分,多发小囊往往表现为强回声。

(2)包块较大者可产生占位效应,压迫周边脏器,引起肺发育不良和胎儿水肿。

(3)可伴有羊水过多。

(4)肿块可随孕周增加而缩小。

(5)CDFI:其血供来源于肺动脉。

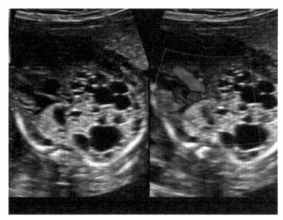

**图 8 – 3 – 19　先天性肺气道畸形**

右侧胸腔可见囊实混合回声肿块,局部向左侧挤压,心脏向左移位。

2. 隔离肺：见图 8 – 3 – 20。

【声像图】

(1)典型表现为边界清晰的强回声团,呈三角形或者叶状,多位于左侧胸腔底部。

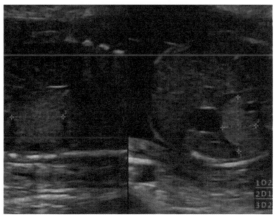

**图 8 – 3 – 20　隔离肺**

左侧膈下偏高回声包块,CDFI 可见其血供来源于降主动脉。

（2）包块大小不一,较大者可引起纵隔移位和胎儿水肿。

（3）动态观察,部分病灶可随孕周增加而萎缩。

（4）供血血管来源于体循环。

（5）同侧可出现胸腔积液。

（6）部分位于膈下。

3.胸腔积液:见图8-3-21。

【声像图】

（1）胎儿胸腔内可见片状无回声区。

（2）单侧大量者可产生占位效应,出现心脏或纵隔移位。

（3）继发性胸腔积液多为双侧,两侧大体相等,注意观察其他浆膜腔有无积液及皮肤有无水肿。

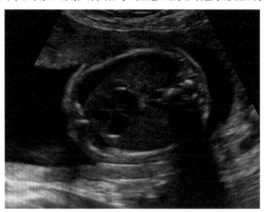

图8-3-21 胸腔积液

双侧胸腔内可见游离无回声区。

4.先天性膈疝:见图8-3-22。

【声像图】

（1）胸腔内显示腹腔脏器,形成胸腔内包块,腹腔脏器包括胃泡、小肠、肝、脾、肾,均有可能疝入胸腔。

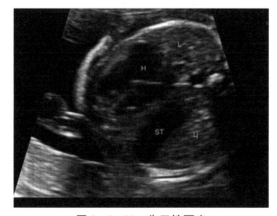

图8-3-22 先天性膈疝

左侧胸腔可见胃泡及肠管回声,心脏受压向右侧移位。

（2）胸腔内肺、心脏及纵隔等受压移位。

（3）胸腹腔矢状及冠状面显示膈肌弧形低回声带中断或消失。

5.肺不发育：见图8-3-23。

【声像图】

（1）一侧肺发育,四腔心切面上显示心脏向患侧移位,患侧胸部横切面不能显示肺实质回声,主肺动脉与左、右肺动脉分支切面不能显示肺实质回声,患侧胸廓矢状面及胸廓冠状面显示膈肌上升。

（2）双侧肺不发育,四腔心切面显示心脏明显增大,充满胸腔,心胸比增大,双侧胸腔不能显示肺实质回声,膈肌明显上抬。

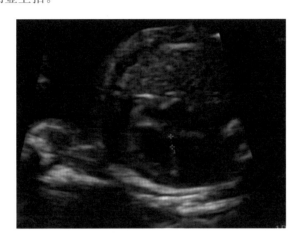

图8-3-23　肺不发育

四腔心切面可见心脏明显向左侧移位,左侧胸部横切面不能显示肺实质回声,
左侧胸廓矢状面及胸廓冠状面显示膈肌上升。

## 七、胎儿颜面部畸形

1.唇腭裂：见图8-3-24。

【声像图】

（1）单纯唇裂,在颜面部冠状切面及横切面可见一侧或双侧上唇皮肤连续性中断,中断处为无回声,可延伸至鼻孔,引起受累侧鼻孔变形、变扁。

（2）单侧唇裂合并牙槽突裂或完全腭裂,除上述唇裂征象外,上颌骨牙槽突回声连续性中断,正常弧形消失,横切面可见"错位现象"。

（3）双侧唇裂合并牙槽突裂或完全腭裂,双侧唇与牙槽突连续性中断,鼻的下方可显示一明显突向前方的强回声块,该强回声浅层为软组织,深层为骨性结构（前颌突）,这一结构称为颌骨前突。

（4）单纯继发腭裂,单纯腭裂在常规切面难以显示直接征象,由于腭的走行为前后方向走行,其前方和两侧均有上颌骨牙槽突的遮挡,声束不能透过,因此需特殊切面显示。

（5）正中唇腭裂,常发生于全前脑和中部面裂综合征。

（6）不规则唇裂,多与羊膜带综合征有关,裂口形态不规则。

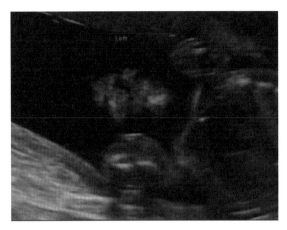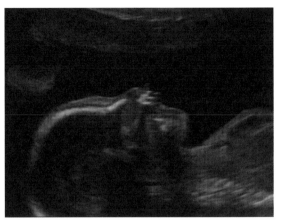

A             B

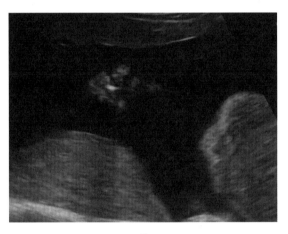

C

**图 8 - 3 - 24　唇腭裂**

A.鼻唇冠状切面显示上唇偏左侧可见连续性中断,达鼻根部,同侧鼻孔略变扁;B.胎儿面部正中矢状切面可见正常面部轮廓消失,鼻下方可见颌骨前突,上腭连续性中断;C.鼻唇冠状切面显示上唇两侧均可见连续性中断,达鼻根部,同侧鼻孔略变扁,两者之间可见颌骨前突。

2.小下颌:见图 8 - 3 - 25。

【声像图】

（1）正中矢状切面上,下唇及下颌形成的曲线失常,正常呈"S"形或反"S"形消失,曲线平直。

（2）胎儿常处于半张口状态,下颌骨长度明显较正常为小。

（3）常伴羊水过多,多数病例伴有其他结构畸形。

（4）无下颌时,常有严重耳低位或并耳、口小无口畸形。

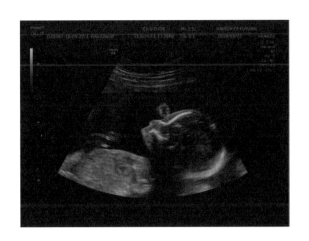

**图 8 - 3 - 25　小下颌**

面部正中矢状切面显示下颌后缩。

3.眼距过近:见图 8 - 3 - 26。

【声像图】

(1)眼内距及眼外距均低于正常孕周的第 5 百分位数。

(2)独眼:声像图表现为单眼眶、单眼球或极度眼距过近,眼眶上方或两眼眶之间出现一喙鼻,喙鼻中间可无鼻孔。

(3)头发育不全畸胎:声像图表现与独眼相似,但无单眼眶、单眼球畸形,常为眼距极度过近,鼻缺如或为喙鼻。

(4)猴头畸形:声像图表现为明显的眼距过近,鼻的形态结构明显异常,常无鼻翼结构,呈一软组织回声,位于眼眶下方,鼻的中间仅有一小的单鼻孔。

(5)正中唇腭裂:声像图表现为上唇中间回声连续性中断,上颌骨中央也缺如,常伴有鼻扁平,眼距过近明显或仅有轻度眼距过近。

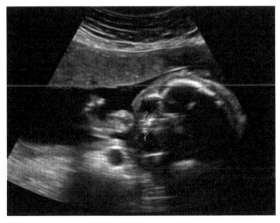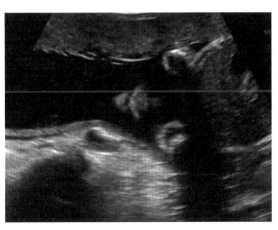

A                                           B

**图 8 - 3 - 26　眼距过近**

A.双眼球横切面眼内距明显变近;B.鼻唇冠状切面可见单一鼻孔,无人中。

4.眼距过远。

【声像图】

(1)眼内距及眼外距均超过正常孕周的第95百分位数。

(2)眼距过远常合并前额部的脑或脑膜膨出。偶可伴有中部面裂综合征,表现为眼距过远、分裂鼻、鼻孔距离增大。

5.小眼:见图8-3-27。

【声像图】

(1)眼距低于正常孕周预测值的第5百分位数时,应怀疑有小眼的可能,但轻度小眼几乎不可能通过产前超声诊断。

(2)单侧小眼表现为病变侧眼眶及眼球明显小于健侧,横切面双眼球不对称;双侧时表现为双侧眼眶及眼球明显缩小,眼内距增大、眼距缩小,眼内距、眼距不成比例。小眼球内可有异常回声。

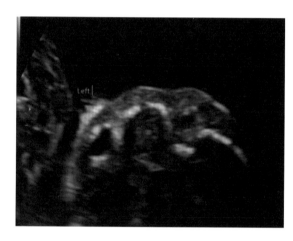

图8-3-27 小眼

双眼横切面显示双侧眼眶及眼球明显缩小,眼内距增大、眼距缩小,眼内距、眼距不成比例。

6.无眼。

【声像图】

(1)双眼水平横切面上一侧或双侧眼眶及眼球不能显示,在相当于眼眶部位仅显示一浅凹弧形强回声。

(2)当仅显示一小的眼眶时,应仔细检查有无晶状体回声。如晶状体缺如,则多为无眼畸形;如果能显示晶状体,则多为小眼。

(3)部分合并家族史,应详细检查有无合并畸形。

7.先天性白内障。

【声像图】

(1)晶状体完全呈强回声。

(2)晶状体表现为双环征,外侧强回声环为晶状体,内侧强回声环为白内障边界回声。

（3）晶状体中央出现强回声区,点状或簇状。

（张贤月　罗　平　顾莉莉）

# 第四节　妊娠滋养细胞疾病

## 一、葡萄胎

1.完全性葡萄胎:见图 8-4-1。

【声像图】

（1）子宫体积增大。

（2）宫腔内未见正常孕囊结构。

（3）宫腔内充满大小不等的"水泡"样结构,呈"蜂窝"状。

（4）CDFI:彩色多普勒及能量多普勒可以显示内膜和肿块内增加的血管,但并非所有葡萄胎都显示血流信号增多,有时仅在病灶周围显示少量血流信号。

（5）可合并卵巢黄素囊肿,常为双侧性,也可单侧发生,大小相差悬殊,小者直径 3 cm 左右,大者直径可达 20 cm,超声表现为卵巢呈多房囊性包块,表面凹凸不平,呈"分叶"状,囊壁薄,囊液清,内透声良好。

（6）葡萄胎治疗后,卵巢黄素囊肿常可消退。

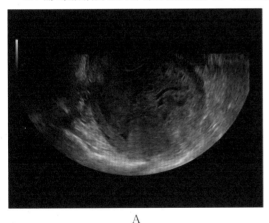
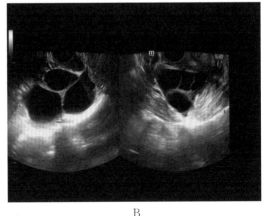

A　　　　　　　　　　　　　　B

图 8-4-1　完全性葡萄胎

A.宫腔内未见正常孕囊结构,宫腔内充满大小不等的"水泡"样的无回声区,呈"蜂窝"状;B.双侧卵巢体积增大,呈多房囊性包块,囊壁纤细,囊液清。

2.部分性葡萄胎:见图 8-4-2。

【声像图】

（1）子宫体积增大,与孕周相符或小于孕周。

（2）宫腔内可见胎儿或胚胎,存活或死亡,存活者常小于正常孕周。

（3）胎盘明显增大、增厚,内可见多发无回声区,呈"蜂窝"状表现。

(4)可见到部分正常的胎盘组织,正常胎盘组织与异常胎盘组织分界清晰。

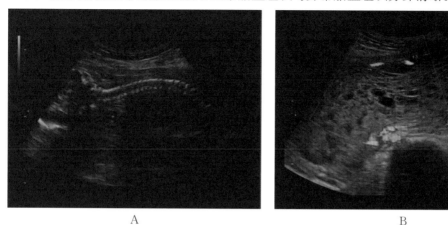

图 8 - 4 - 2 部分性葡萄胎

A. 宫腔内可见一存活的胎儿,发育明显小于孕周;B. 胎盘增大增厚,胎盘内充满"水泡"样的大小不等的无回声区。

## 二、侵蚀性葡萄胎

见图 8 - 4 - 3。

【声像图】

(1)子宫体积增大。

(2)宫腔内充满"蜂窝"状或"水泡"状的囊性或混合性回声灶,子宫肌层受侵蚀,子宫肌层内见低回声或低回声内夹杂有"水泡"样的无回声,常与宫腔内的病灶相连,子宫肌层变薄。

(3)CDFI:病灶内血流信号丰富,RI 较低,血流速度较高。

(4)可合并卵巢黄素囊肿。

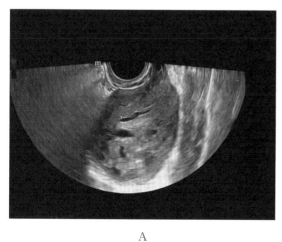
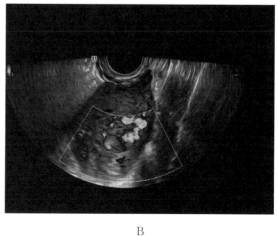

图 8 - 4 - 3 侵蚀性葡萄胎

A. 葡萄胎清宫术后,子宫后壁肌层内见一混合性包块,外形不规则,边界不清,该包块内见多发大小不等的无回声区;B. CDFI 示病灶内血流丰富,呈五彩相间的花色血流。

## 三、绒癌

见图 8-4-4。

【声像图】

(1)绒癌与侵蚀性葡萄胎在声像图上难以鉴别。

(2)两者均表现为宫腔内混合性包块,子宫肌层受累,回声不均匀,呈低回声、混合型回声,内夹杂有不规则无回声。

(3)严重者整个子宫肌层呈"蜂窝"状、"水泡"状结构,或子宫正常结构完全消失,宫旁结构受累,表现为盆腔内边界不清的肿块。

(4)CDFI:病灶内血流丰富、杂乱,呈花色血流,或呈动静脉瘘血流频谱。

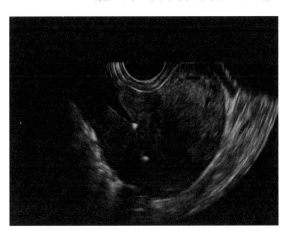 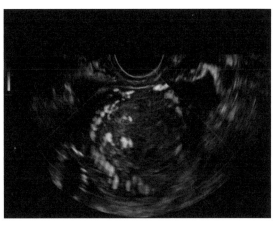

| A | B |

**图 8-4-4 绒癌**

A. 子宫前壁肌层内见一混合性包块,边界不清晰,内见多发不规则无回声区;B. CDFI 示病灶内血流信号极其丰富,呈五彩镶嵌的花色血流。

(张书杰)

# 第九章 浅表器官

## 第一节 乳 腺

### 一、乳腺炎

急性乳腺炎最常见于产褥期,亦可见于妊娠期,临床表现为胀痛、乳腺明显肿大,可见压痛性肿块,皮肤发红、发热,有波动性疼痛,可有高热、寒战,同侧腋窝淋巴结肿大(图9-1-1)。

【声像图】

(1)未形成脓腔时:乳腺肿大呈弥漫性病变,增厚,局部回声减低、不均匀,边界不清。

(2)乳腺脓肿表现为皮肤红肿,内可见不规则无回声区,可单发或多发,探头局部加压和振动后,可见其内旋涡流动的密集点状回声,边缘模糊。

(3)CDFI:炎症区血流信号较丰富。

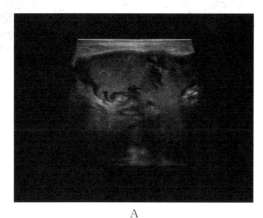

A                                    B

**图9-1-1 乳腺炎**

A.哺乳期乳腺,局部回声减低,乳房疼痛,局部红肿,腺体增厚,回声不均,边界不清,内可见不规则无回声区;
B.CDFI肿块周边可探及较丰富血流信号。

### 二、乳腺良性肿瘤

纤维腺瘤:见图9-1-2。

【声像图】

(1)椭圆形,边缘光整,平行位分布,等回声或低回声,内回声均匀,后方回声无改变或增强,可有侧方声影,部分结节内可见钙化,多为粗钙化。

(2)CDFI:较小的结节内多无血流信号或少量血流信号,较大的结节内可有较丰富血流信号。

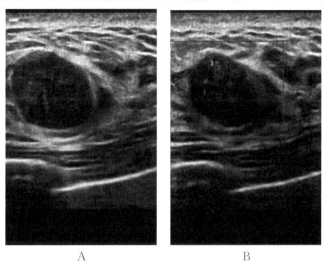

A                    B

**图 9 - 1 - 2　纤维腺瘤**

A.患者 20 岁,女,左乳 3 点钟方向见一低回声结节,大小约 18 mm×11 mm×13 mm,形态规则,呈椭圆形,边缘光整,平行位;B.CDFI 内可见少量血流信号(BI - RADS:3 类)。

## 三、乳腺癌

见图 9 - 1 - 3。

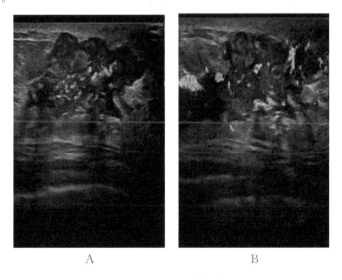

A                    B

**图 9 - 1 - 3　乳腺癌**

A.右乳 10 点钟方向见一低回声结节,形态不规则,边缘不光整,内可见多发细点状强回声;B.CDFI 内可见较丰富血流信号(BI - RADS:5 类)。

【声像图】

(1)多为低回声/极低回声区,垂直位分布(纵横比>1),形态不规则,边缘不光整(成角、蟹足、毛刺、微小分叶),内回声不均匀,后方回声可衰减或为混合型,内可见细点状强回声。

(2)CDFI:血流信号丰富,有新生的血管及动静脉瘘,呈高速、高阻血流,RI>0.7。

(吴瑕璧)

# 第二节　甲状腺及甲状旁腺

## 一、甲状腺炎症性疾病

1.亚急性甲状腺炎:见图9-2-1。

【声像图】

(1)患侧甲状腺肿大,甲状腺与颈前肌之间的间隙消失或模糊。

(2)甲状腺内可见低回声区,可单发或多发,边界模糊,形态不规则,可呈片状分布,瘤体感不明显,低回声区可呈"冲洗"征;探头加压患侧可有疼痛。

(3)CDFI:病灶内可见原有甲状腺血流信号,周围无明显环绕血流信号。

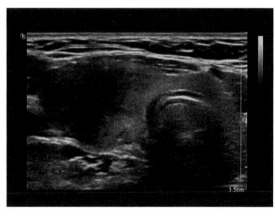 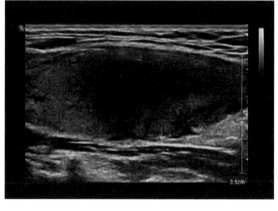

A　　　　　　　　　　　　　　　　　B

**图9-2-1　亚急性甲状腺炎**

A.横切面、纵切面甲状腺右侧叶肿大,内见不规则低回声区;B.亚急性甲状腺炎的"冲洗"征。

2.慢性淋巴细胞性甲状腺炎:见图9-2-2。

【声像图】

(1)甲状腺两侧叶弥漫性肿大,以前后径为明显,峡部可明显增厚,少数患者峡部也可不增厚;病变后期腺体可缩小。

(2)甲状腺两侧叶回声弥漫性减低、不均匀,内可见条索状高回声分隔,呈网格状改变。

(3)CDFI:病变早期甲状腺整体血流信号增多,部分可呈"火海"征,随着病程发展,后期血流信号可无增多。

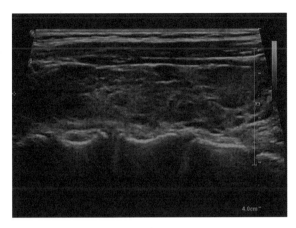
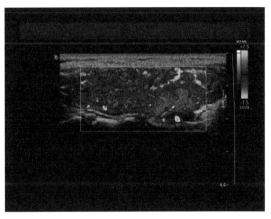

A                                          B

**图 9-2-2 慢性淋巴细胞性甲状腺炎**

A. 甲状腺内可见条索状高回声,呈网格状改变;B. 病变早期甲状腺内血流信号增多,呈"火海"征。

## 二、甲状腺肿

1. 单纯性弥漫性甲状腺肿:见图 9-2-3。

【声像图】

(1)甲状腺体积增大,两侧叶多对称。

(2)甲状腺内部回声均匀,病变后期回声可不均匀。

(3)CDFI:血流信号多无明显改变。

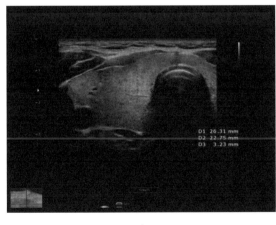
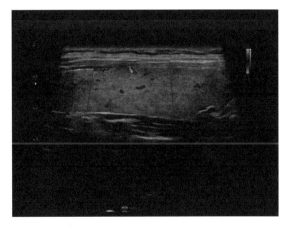

A                                          B

**图 9-2-3 单纯性弥漫性甲状腺肿**

A. 甲状腺体积增大,回声均匀;B. 同一患者长轴切面显示血流无明显变化。

2. 毒性弥漫性甲状腺肿:见图 9-2-4。

【声像图】

(1)甲状腺肿大,两侧叶多对侧。

(2)甲状腺包膜回声欠光滑,实质内回声减低。

(3)CDFI:甲状腺内血流信号明显增多,多呈"火海"征。

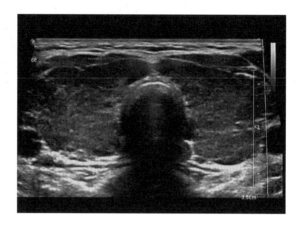

**图 9-2-4 毒性弥漫性甲状腺肿**

实质内回声减低。

3.单纯性结节性甲状腺肿:见图 9-2-5。

【声像图】

(1)甲状腺可呈不对称增大,也可大小正常。

(2)实质内可见一个或多发的结节。结节回声多样,可呈低回声、等回声、高回声。结节内可见钙化,多为粗大钙化。

(3)CDFI:结节周边血流信号多于内部。

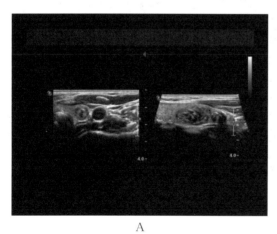

A

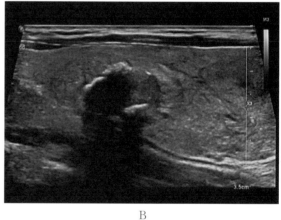

B

**图 9-2-5 单纯性结节性甲状腺肿**

A.甲状腺内可见多个不同回声结节,部分结节内可见钙化;B.低回声结节,可见边缘粗大钙化。

## 三、甲状腺肿瘤

1.甲状腺腺瘤:见图9-2-6。

【声像图】

(1)甲状腺内可见圆形或椭圆形的结节,多单发。

(2)结节多为等回声、高回声、混合型回声,外形规则,有完整包膜,边缘光整,周围多可见低回声晕环。

(3)CDFI:结节周边多可见环绕血流信号。

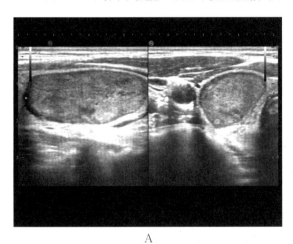 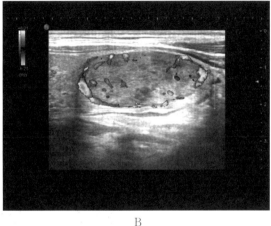

A           B

**图9-2-6　甲状腺腺瘤**

A.单发等回声结节,周围可见低回声晕环;B.结节周围可见环绕血流信号。

2.甲状腺癌:见图9-2-7。

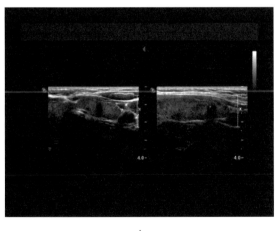 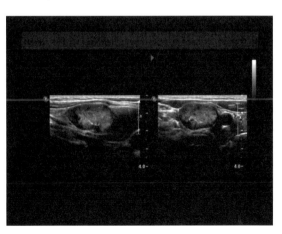

A           B

**图9-2-7　甲状腺癌**

A.低回声结节,内可见微钙化;B.同一患者颈侧区淋巴结转移。

【声像图】

(1)甲状腺内可见实性不均质结节,多单发,也可多发。

(2)结节大多为低回声,形态不规则,边缘不光整,非平行位生长,结节内可见钙化,多为微钙化。可合并颈部淋巴结转移。

(3)CDFI:较小结节内部可无血流信号,较大结节内部可见血流信号,明显多于周边血流信号。

## 四、甲状旁腺疾病

甲状旁腺增生:见图9-2-8。

【声像图】

(1)一个或数个甲状旁腺呈不同程度的体积增大。

(2)甲状旁腺多呈椭圆形或不规则形,大多呈低回声。继发性增生多见于肾功能不全患者。

(3)CDFI:其内部及周围大多可见血流信号。

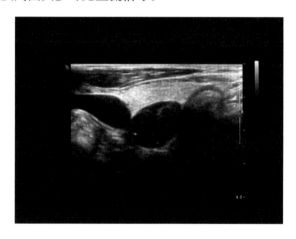

图9-2-8 甲状旁腺增生

(毕 玉)

# 第三节 涎 腺

## 一、涎腺炎症

1.化脓性腮腺炎。

【声像图】

(1)急性期腮腺弥漫性增大,轮廓模糊,边界不清晰。实质回声增粗、减低,分布不均匀,部分腺体内可见多发低回声结节,为肿大淋巴结。

(2)慢性腮腺炎腺体内部回声增粗、不均匀,可伴低回声结节;炎症局限形成肿块时,可表现为实质非均质团块状结构。腮腺周边淋巴结肿大(图9-3-1)。

(3)CDFI:少许血流信号。

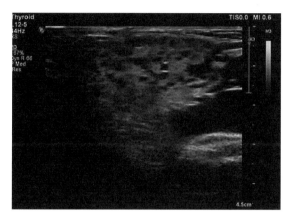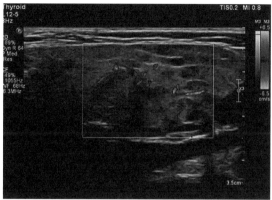

**图9-3-1 慢性腮腺炎**

二维声像图及彩色多普勒血流显像。

2.颌下腺炎:见图9-3-2。

【声像图】

(1)颌下腺体积增大,形态饱满,实质回声增粗、分布不均匀,部分导管增宽,内可见强回声团伴声影。

(2)CDFI:较丰富血流信号。

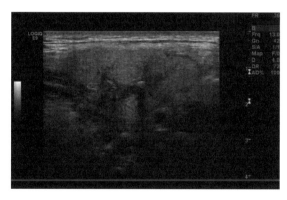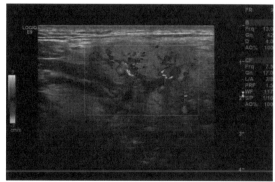

**图9-3-2 颌下腺炎伴导管内结石**

二维声像图及彩色多普勒血流显像

## 二、涎腺肿瘤

1.腮腺囊肿:见图9-3-3。

【声像图】

(1)腮腺局限性增大,结节呈圆形,有立体感,具有一定的压缩性。结节边界清晰,包膜纤细,光滑完整,内部无回声。

（2）CDFI：内无血流信号。

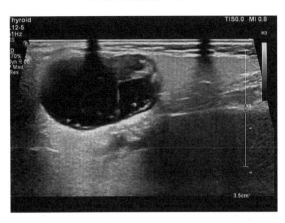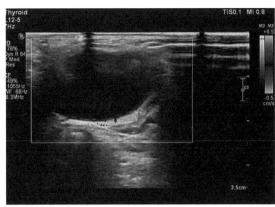

**图 9 - 3 - 3　腮腺囊肿伴感染**

二维声像图及彩色多普勒血流显像。

2.腮腺多形性腺瘤：见图 9 - 3 - 4。

【声像图】

（1）一侧腮腺局限性增大，肿块较大时，腮腺可失去正常形态，圆形或者椭圆形，形态规则，可呈结节状或分叶状，内可为均匀性低回声，亦可在均匀性低回声里出现细小分隔，似"小蜂窝"状结构，部分会出现大而规则的无回声区，呈囊实性改变。

（2）CDFI：以散在型和周边型血流为主，其中以周边型特异性较高。

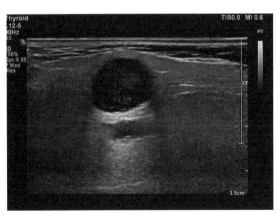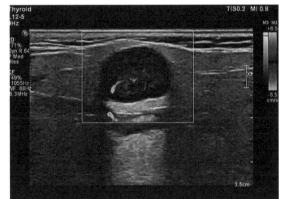

**图 9 - 3 - 4　腮腺多形性腺瘤**

二维声像图及彩色多普勒血流显像。

3.腮腺腺淋巴瘤：见图 9 - 3 - 5。

【声像图】

（1）一侧或者双侧腮腺局限性肿大，肿块常为双侧多发，直径一般小于 3 cm。呈圆形或者椭圆形，表面光滑，略呈"分叶"状，有压缩性，包膜完整纤细，边界清晰，一般为均匀一致的低回声，类似无回声，呈类囊性改变。

（2）均匀的低回声区内被"线"状强回声分隔成"网格"状结构。

（3）出现在"网格"状回声及低回声区内，伴有较大囊腔。

（4）CDFI：瘤体内血流信号较丰富。

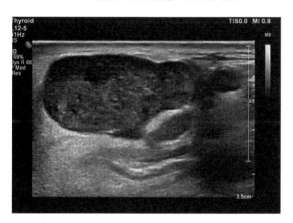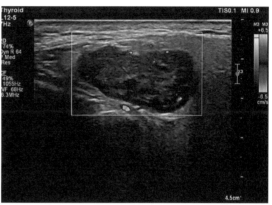

图 9 - 3 - 5 腮腺腺淋巴瘤

二维声像图及彩色多普勒血流显像。

4. 颌下腺多形性腺瘤：见图 9 - 3 - 6。

【声像图】

（1）颌下腺体积增大，肿块呈圆形或者椭圆形，形态规则，内可为均匀性低回声，亦可在均匀性低回声里出现细小分隔，似"小蜂窝"状结构，部分会出现大而规则的无回声区，呈囊实性改变。

（2）CDFI：以散在型和周边型血流为主，其中以周边型特异性较高。

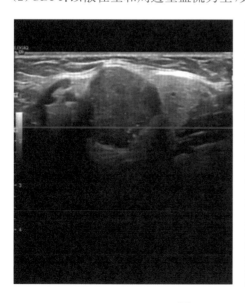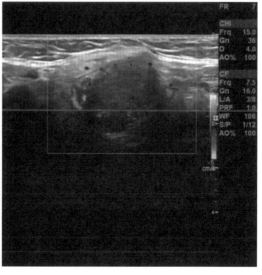

图 9 - 3 - 6 颌下腺多形性腺瘤

二维声像图及彩色多普勒血流显像。

5.颌下腺腺泡细胞癌:见图 9-3-7。

【声像图】

(1)颌下腺腺泡细胞癌肿瘤形态为不规则形或者"分叶"状,边界清,内部回声不均匀,可为高回声、低回声,亦可为混合型回声。

(2)CDFI:血流信号不丰富。

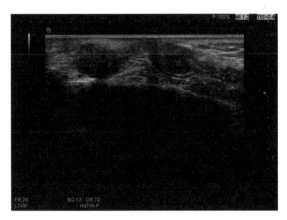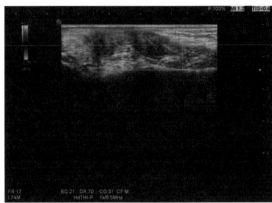

**图 9-3-7　颌下腺腺泡细胞癌**

二维声像图及彩色多普勒血流显像。

(李娅荣)

# 第四节　浅表淋巴结

## 一、淋巴结良性疾病

1.淋巴结炎:见图 9-4-1。

【声像图】

(1)体积增大,长短径之比多大于 2。

(2)圆形或椭圆形,边界清楚,表面光滑。

(3)部分淋巴结皮质向心性或偏心性增厚。

(4)CDFI:血流信号呈"短棒"状和"条"状,沿淋巴门分布于淋巴结中部。

2.淋巴结反应性增生:见图 9-4-2。

【声像图】

(1)体积增大,椭圆形,边界清楚。

(2)皮质、髓质分界清,皮质回声欠均匀。

(3)CDFI:血流信号呈"短棒"状和"条"状,沿淋巴门分布于淋巴结中部。

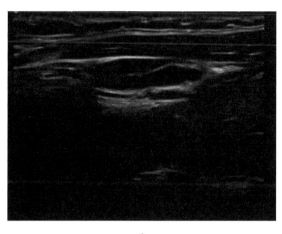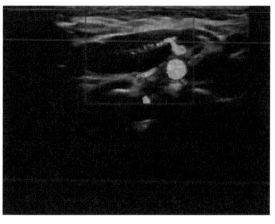

A                                    B

**图 9-4-1 淋巴结炎**

A.淋巴结体积增大,椭圆形,皮质向心性增厚;B.淋巴门血流信号。

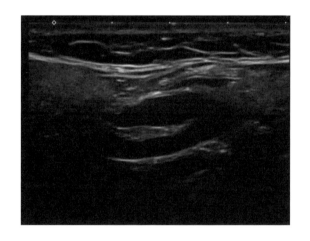

**图 9-4-2 淋巴结反应性增生**

淋巴结体积增大,椭圆形,皮髓质分界清。

## 二、淋巴结恶性疾病

1.淋巴瘤:见图 9-4-3。

【声像图】

(1)椭圆形或类圆形,边界清楚,表面较光滑。

(2)皮质增厚,部分皮髓质分界不清,回声极低。

(3)CDFI:血流信号丰富,淋巴门小动脉进入节内呈"爪"样伸入节周。

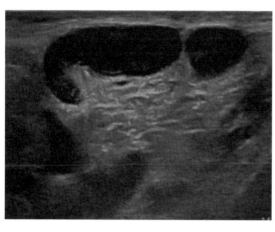
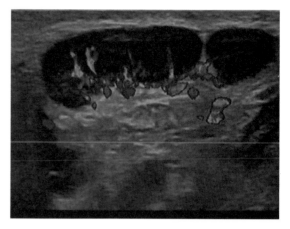

A                                    B

**图 9-4-3　淋巴瘤**

A.淋巴结皮质增厚,部分皮髓质分界不清,皮质回声减低;B.淋巴结血流信号丰富。

2.淋巴结转移癌:见图 9-4-4。

【声像图】

(1)淋巴结体积增大,长短径之比多小于 2。

(2)位于原发肿瘤引流区,常见融合现象而呈"分叶"状。

(3)淋巴结皮质多偏心性增厚,回声不均匀,可伴有液化或钙化。

(4)CDFI:周边及内部血流信号均较丰富,呈混合型血流信号。

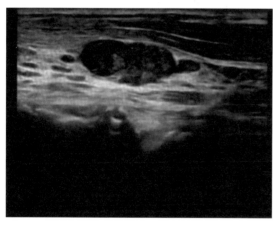
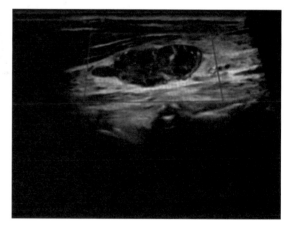

A                                    B

**图 9-4-4　淋巴结转移癌**

A.淋巴结体积增大,皮质回声不均匀;B.淋巴结内部及周边血流信号均较丰富,呈混合型。

(方明娣)

# 第五节　阴囊及睾丸

## 一、阴囊急症

1.附睾炎、睾丸炎。

【声像图】

(1)病变多发生在附睾尾部,逐渐蔓延至体部、头部,直至睾丸,多为输精管逆行感染所致。

(2)附睾尾部局部常形成炎性结节,附睾肿大,边界不清,形态多呈类圆形,回声减低或强弱不均匀,血流信号丰富(图9-5-1)。

(3)睾丸炎:睾丸体积增大,回声减低,血流信号丰富。

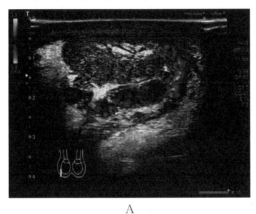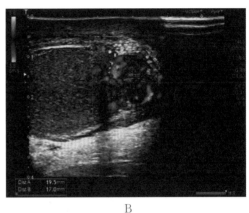

A

B

**图9-5-1　附睾炎**

A.B.左侧附睾增大,附睾尾区混合性结节,CDFI:内部血流信号丰富。

2.急性睾丸扭转(精索扭转):见图9-5-2。

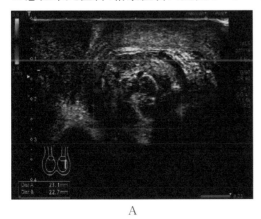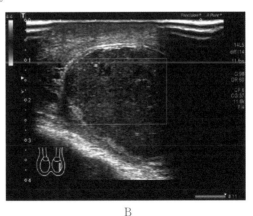

A

B

**图9-5-2　急性睾丸扭转**

A.B.左侧精索混合性包块,呈"同心圆"征,左侧睾丸内无血流信号。

【声像图】

(1)患侧睾丸增大,回声减低。

(2)患侧精索区可见扭转的混合回声结节,可呈"同心圆"征。

(3)CDFI:患侧睾丸呈缺血性改变,无明显血流信号,不能引出血流频谱。

## 二、睾丸肿瘤

精原细胞瘤:见图9-5-3。

【声像图】

(1)睾丸体积增大,睾丸边界整齐。

(2)睾丸内可见以低回声为主的占位,肿瘤内部回声分布均匀;若肿瘤累及整个睾丸,则仅表现睾丸肿大,多数与睾丸有明确分界,部分分界不清。

(3)肿瘤内血流信号丰富。

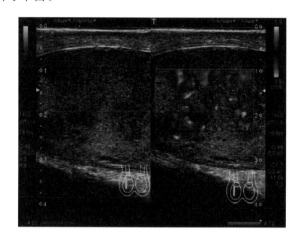

**图9-5-3 精原细胞瘤**

右侧睾丸中等偏低回声区,与正常睾丸组织分界不清;CDFI:血流信号丰富。

## 三、鞘膜腔积液

1.睾丸鞘膜腔积液:见图9-5-4。

【声像图】

(1)最多见,患侧睾丸鞘膜腔内可见无回声区,呈球形或梨形。

(2)睾丸、附睾被无回声区包裹,常被推移至一侧。

(3)无回声区与腹腔不通。

2.精索鞘膜腔积液:见图9-5-5。

【声像图】

(1)患侧腹股沟精索走行区无回声包块,呈梭形或椭圆形。

(2)无回声包块与睾丸鞘膜腔及腹腔不通。

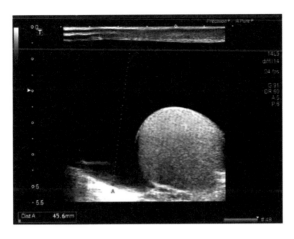

**图9-5-4 睾丸鞘膜腔积液**

睾丸鞘膜腔内无回声区,睾丸被推移至一侧。

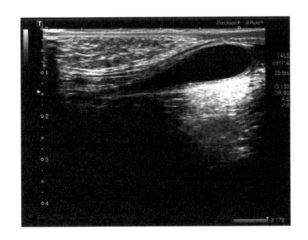

**图9-5-5 精索鞘膜腔积液**

腹股沟梭形无回声,与睾丸鞘膜腔及腹腔不通。

3.婴儿型鞘膜腔积液(又称睾丸精索鞘膜腔积液):见图9-5-6。

【声像图】

(1)患侧腹股沟精索走行区无回声区、睾丸鞘膜腔无回声区向精索部位延伸。

(2)两者彼此相通,与腹腔不通。

4.交通型鞘膜腔积液:见图9-5-7。

【声像图】

(1)睾丸鞘膜腔可见无回声区。

(2)无回声区与腹腔相通,大小可随体位改变。

5.混合型鞘膜腔积液。

【声像图】

睾丸鞘膜腔积液与精索鞘膜腔积液同时存在,两者并不相通。

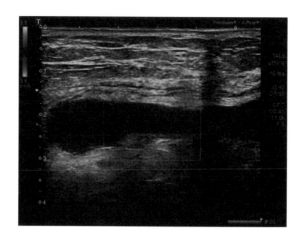

**图9-5-6　婴儿型鞘膜腔积液**

腹股沟无回声区,与睾丸鞘膜腔相通,与腹腔不通。

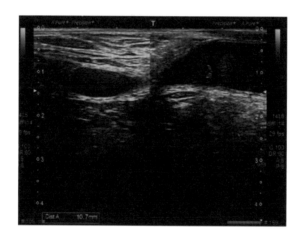

**图9-5-7　交通型鞘膜腔积液**

睾丸鞘膜腔内无回声区与腹腔相同。

## 四、斜疝

见图9-5-8。

【声像图】

(1)患侧腹股沟及阴囊(女性患者为大阴唇)内可见混合型回声包块构成的疝囊,内容物与腹腔相通,可见狭窄口构成的疝囊颈。

(2)肿大的阴囊(女性患者为大阴唇)内可见肠管样回声或网膜样回声,可回纳腹腔,平卧位可消失。

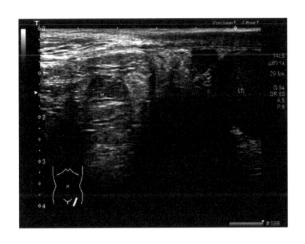

**图 9 - 5 - 8　斜疝**

阴囊根部混合性包块,内可见肠管,上方与腹腔相通,下方与睾丸鞘膜腔不通。

（蓝晓锋）

# 第十章 周围血管

## 第一节 颈部血管

### 一、颈部动脉硬化病变

1.颈动脉硬化伴斑块形成:见图 10-1-1。

【声像图】

(1)二维声像图:颈动脉内壁增厚(≥1.0 mm)、毛糙,内壁见强回声、低回声或不均质回声斑块,斑块多见于颈动脉分叉处。

(2)CDFI:颈动脉内斑块处彩色血流充盈缺损。

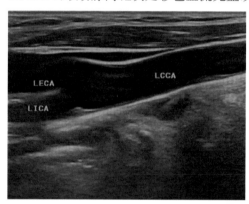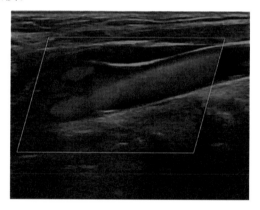

**图 10-1-1 颈动脉硬化伴斑块形成**

颈动脉内-中膜增厚、毛糙,颈总动脉分叉处后壁见一低回声斑块。

(3)严重时造成颈动脉管腔狭窄或闭塞(表 10-1-1),局部见细窄血流束或血流中断(图 10-1-2)。

**表 10-1-1 颈动脉狭窄评价标准** 单位:cm/s

| 狭窄程度 | PSV | EDV | PSV 颈内动脉/PSV 颈总动脉 |
|---|---|---|---|
| 正常或<50% | <125 | <40 | <2.0 |
| 50%~69% | >125,<230 | >40,<100 | >2.0,<4.0 |
| 70%~99% | ≥230 | ≥100 | ≥4.0 |
| 闭塞 | 无血流信号 | 无血流信号 | 无血流信号 |

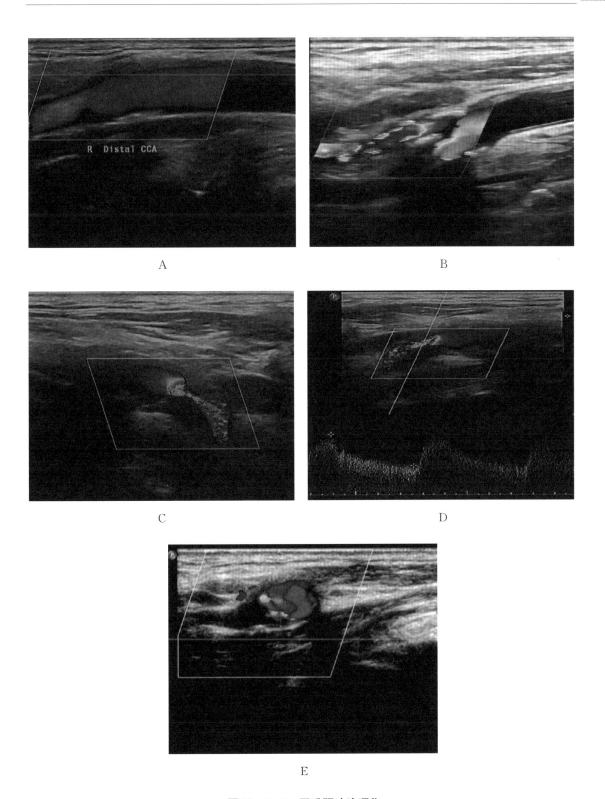

**图 10 - 1 - 2  严重颈动脉硬化**

A. 轻度狭窄;B. 中度狭窄;C. 重度狭窄,血流束细窄;D. 重度狭窄,狭窄处流速增快;E. 闭塞,局部无血流信号。

2.椎动脉硬化伴斑块形成:见图 10 - 1 - 3。

【声像图】

(1)二维声像图:椎动脉内壁毛糙,内壁见强回声、等回声或弱回声斑块,严重者造成狭窄或闭塞(表 10 - 1 - 2),常位于椎动脉起始段。

(2)CDFI、PW:椎动脉内斑块处彩色血流充盈缺损;狭窄时,血流束细窄,狭窄处流速正常或增快;闭塞时,椎动脉内未见血流信号。

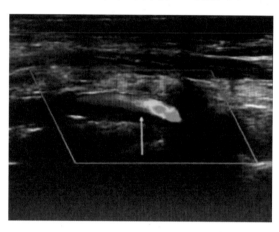
A

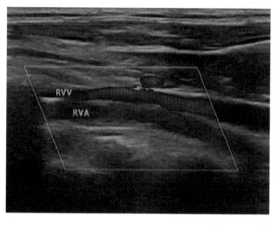
B

图 10 - 1 - 3　椎动脉硬化伴斑块形成

A.椎动脉起始段斑块形成伴狭窄;B.椎动脉闭塞,内无血流信号。

表 10 - 1 - 2　椎动脉起始段狭窄评价标准

单位:cm/s

| 狭窄程度 | PSV | EDV | PSV 起始段/PSV 椎间隙段 |
| --- | --- | --- | --- |
| 正常或<50% | <170 | <34 | <2.5 |
| 50%～69% | >170,<200 | >34,<60 | >2.5,<4.1 |
| 70%～99% | ≥200 | ≥60 | ≥4.1 |
| 闭塞 | 无血流信号 | 无血流信号 | 无血流信号 |

## 二、颈部动脉支架

1.颈动脉支架植入术后:见图 10 - 1 - 4。

【声像图】

(1)二维声像图:颈动脉纵切面管腔内可见平行双线强回声,横切面呈"双环"征。

(2)CDFI:颈动脉支架处彩色血流充盈良好,频谱及流速正常。

2.椎动脉支架植入术后:见图 10 - 1 - 5。

【声像图】

(1)二维声像图:椎动脉纵切面管腔内可见平行双线强回声,横切面呈"双环"征。

（2）CDFI：椎动脉支架处彩色血流充盈良好，频谱及流速正常。

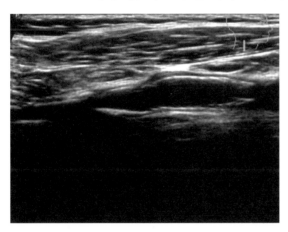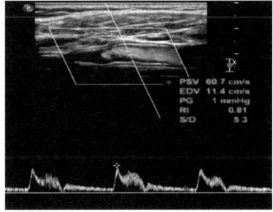

**图 10-1-4　颈总动脉内支架植入术后**

颈动脉支架内血流充盈良好，频谱正常。

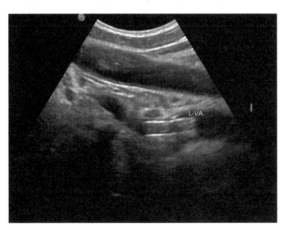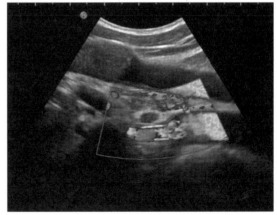

**图 10-1-5　椎动脉起始段支架植入术后**

椎动脉支架内血流充盈良好。

（储荣先）

# 第二节　四　肢　动　脉

## 一、四肢动脉硬化病变

1.四肢动脉硬化伴斑块：见图 10-2-1。

【声像图】

（1）二维声像图：动脉管壁内-中膜不规则增厚、毛糙，动脉内壁可见大小不等低-强回声斑块。

（2）CDFI：管腔内血流束充盈缺损，狭窄处可见血流束变细，呈细线或"窄束"样，狭窄处可见五彩镶嵌血流信号，严重狭窄处，血流信号呈点状或"串珠"样。

（3）PW：斑块较小时不会引起血流动力学改变，斑块较大或引起狭窄时，频谱形态及流速等会出现相应变化。狭窄处血流峰值流速增高，频带增宽，舒张期反向波峰速降低或消失。狭窄或闭塞远端频谱显示低阻、低速、单相、充填性血流频谱。

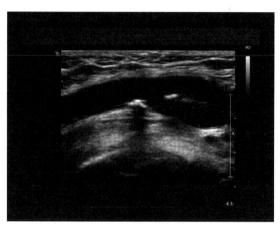
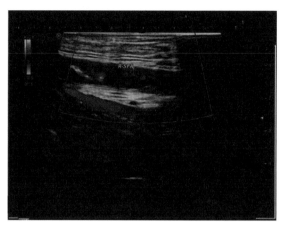

A                                                    B

**图 10-2-1  四肢动脉硬化伴斑块**

A. 左侧股总动脉、股浅动脉、股深动脉管壁内-中膜不规则增厚、毛糙，股总动脉后壁见强回声斑块；B. 右侧股浅动脉内斑块致管腔狭窄率达 90%，管腔内血流信号呈点状或"串珠"样。

2. 四肢动脉闭塞症：见图 10-2-2。

【声像图】

（1）二维声像图：动脉管壁正常结构消失，弥漫性动脉内-中膜不规则增厚、毛糙，管腔内充满大小不等低-强回声斑块，有时可伴发血栓，使管腔闭塞。

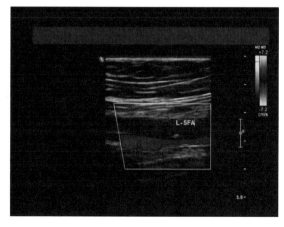

**图 10-2-2  四肢动脉闭塞症**

左侧股浅动脉管壁正常结构消失，管腔内充满低-强回声斑块及血栓，管腔内无血流信号。

(2)CDFI:闭塞时,病变管腔内无血流信号,彩色血流于阻塞部位突然中断,有时可见侧支动脉血流。

(3)PW:闭塞段动脉不能测出多普勒频谱,闭塞近心端频谱显示低阻、低速、单相、充填性血流频谱。

## 二、四肢动脉瘤

1.四肢动脉真性动脉瘤:见图 10－2－3。

【声像图】

(1)二维声像图:病变动脉段呈梭状或囊状扩张,瘤壁由动脉壁全层组成,内壁回声可能有异常改变,如毛糙、斑块、附壁血栓等。

(2)CDFI:动脉瘤内血流方向不一致,有红蓝各半的旋流或涡流。

(3)PW:患部血流呈现高速低阻单相血流频谱,远端动脉血流速度减慢,呈单相血流频谱。

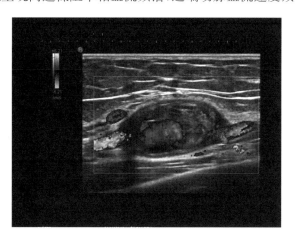

**图 10－2－3　四肢动脉真性动脉瘤**

左侧前臂近腕部局部桡动脉呈梭状扩张,内壁见附壁血栓形成,局部血流呈涡流。

2.四肢动脉假性动脉瘤:见图 10－2－4。

【声像图】

(1)二维声像图:动脉周围出现无回声肿块,形态多不规则,无明确囊壁回声,包块与动脉之间有通道,通道口多较狭窄,病灶腔内血流呈云雾状移动,有时可见点状沉积物或血栓。

(2)CDFI:在瘤体与动脉相通的通道内呈五彩镶嵌的血流,瘤体内有时形成红蓝各半的旋流或稀疏血流。

(3)PW:于通道口处,可探及典型双向血流频谱(图 10－2－5),此为假性动脉瘤的特征性表现。

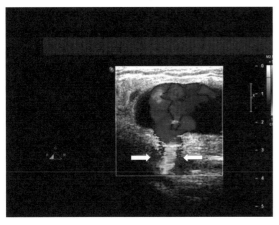

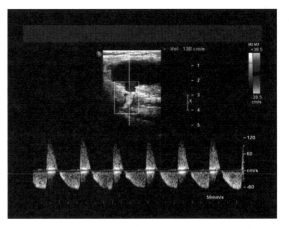

图 10-2-4　四肢动脉假性动脉瘤　　　　图 10-2-5　狭窄通道内探及双向血流频谱

右侧腹股沟区囊性包块,其深面见源于股浅动脉起
始处狭窄通道,通道内呈五彩镶嵌血流信号。

(杨　凤)

# 第三节　四 肢 静 脉

## 一、肢体静脉血栓

1.肢体浅静脉血栓:见图 10-3-1。

【声像图】

(1)管腔内实性回声。

(2)管腔不能被压瘪。

(3)管壁增厚、粗糙。

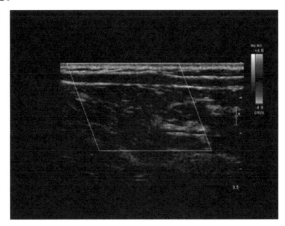

图 10-3-1　肢体浅静脉血栓

浅静脉管腔内充满低回声,CDFI 示管腔内无血流信号。

(4)CDFI 示管腔内完全无血流信号或可见部分血流信号。

2.肢体深静脉血栓:见图 10-3-2。

【声像图】

(1)管腔内实性回声。

(2)管腔不能被压瘪。

(3)管壁增厚、粗糙。

(4)CDFI:管腔内完全无血流信号或可见部分血流信号,呈"轮廓"征或"轨道"征。

(5)PW:远心端静脉血流频谱期相性消失或减弱,乏氏试验反应消失或减弱。

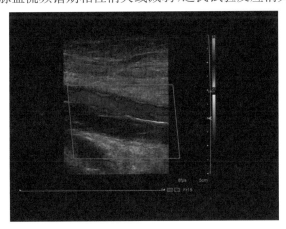

图 10-3-2 肢体深静脉血栓

深静脉管腔内充满低回声,CDFI 示管腔内无血流信号,前方动脉管腔内血流充盈良好。

## 二、下肢深静脉瓣功能不全

见图 10-3-3。

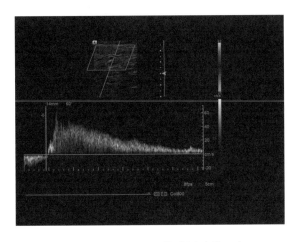

图 10-3-3 下肢深静脉瓣功能不全

乏氏试验后 CDFI 示深静脉管腔内见部分反流信号,PW 示基线上方为反流频谱,持续时间为 6.34 s。

【声像图】

(1)原发性下肢深静脉瓣功能不全者瓣膜不对称,甚至缺如,闭合不全;继发性者瓣膜增厚、活动僵硬,静脉内膜粗糙、增厚,管腔可残存少许血栓。

(2)CDFI:挤压远端肢体试验后或乏氏试验后瓣膜处血流出现反流信号。

(3)PW:反流时间大于1.0 s者诊断为下肢深静脉瓣功能不全。0.5～1.0 s者为可疑下肢深静脉瓣功能不全,小于0.5 s者为正常。

## 三、肢体动静脉瘘

### (一)后天性动静脉瘘

见图10-3-4。

【声像图】

(1)供血动脉:瘘的近心端动脉管径可增宽或呈瘤样扩张。CDFI及PW:血流频谱呈高速低阻型,远心端动脉管径正常或变细,血流方向多正常,频谱形态呈三相波或二相波,少数远心段动脉也参与瘘口血供,血流方向逆转。

(2)引流静脉:管径可增宽,甚至呈瘤样扩张,具有搏动性,管腔内可合并血栓。CDFI:管腔内探及动脉样血流频谱,此为后天性动脉瘘的特征性声像图表现。

(3)瘘管或瘘口:为供血动脉与引流静脉间无回声管状结构或孔状结构,有时瘘口呈瘤样扩张;CDFI表现为血流信号通过此处由供血动脉持续流向引流静脉;PW表现为高速低阻型动脉样频谱。

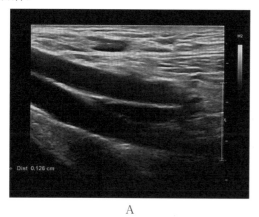
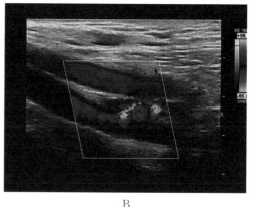

A B

**图 10-3-4 后天性动静脉瘘**

A.供血动脉与引流静脉间无回声孔状结构;B.CDFI示血流信号通过瘘口由供血动脉持续流向引流静脉。

### (二)先天性动静脉瘘

见图10-3-5。

【声像图】

(1)累及部位出现较多的管状或圆形无回声区,呈近似"蜂窝"状改变。

(2)CDFI:无回声区内充满血流信号,部分血流信号色彩明亮、五彩镶嵌。

（3）PW：累及部位动脉频谱为高速低阻型，静脉管腔内探及动脉样频谱。

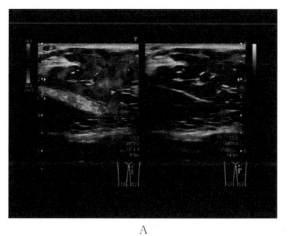 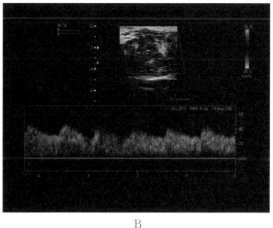

A B

**图 10 - 3 - 5　先天性动静脉瘘**

A. 病灶部位出现较多的管状或圆形无回声区，呈近似"蜂窝"状改变，CDFI 示无回声区内充满血流信号；B. 病灶部位静脉管腔内探及动脉样频谱。

## （三）人工动静脉瘘常见并发症

1. 狭窄：见图 10 - 3 - 6。

【声像图】

（1）瘘口或流出道静脉内径减小。

（2）CDFI：狭窄处血流束变细，呈五彩镶嵌。

（3）PW：狭窄处流速增高，一般瘘口流速与流入道动脉流速比值≥2.5，狭窄≥50%，可疑狭窄处静脉流速与邻近静脉流速比值≥2.5，狭窄≥50%。

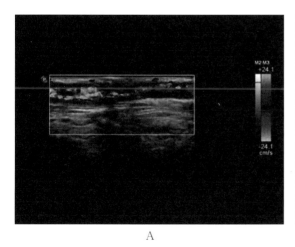 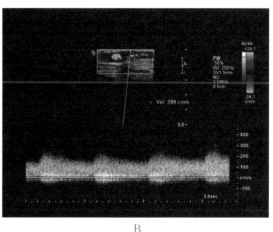

A B

**图 10 - 3 - 6　狭窄**

A. 流出道静脉狭窄处管腔血流束变细；B. 流出道静脉狭窄处血流速度增高。

2.血栓与闭塞:见图10-3-7。

【声像图】

(1)瘘口或流出道静脉管腔内实性回声。

(2)CDFI:血栓处血流信号可见充盈缺损,闭塞时无明显血流信号。

(3)PW:闭塞时频谱多普勒信号消失,流入道动脉高阻型频谱。

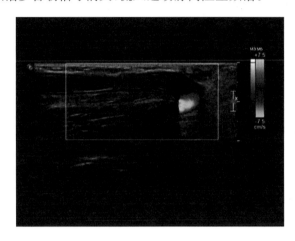

图 10-3-7　血栓与闭塞

流出道静脉管腔内充满实性回声,CDFI示流出道静脉管腔内无血流信号,瘘口血流信号通畅。

3.静脉瘤样扩张:见图10-3-8。

【声像图】

(1)静脉局部内径明显增宽,内可伴有血栓。

(2)CDFI:血流信号充盈良好或血栓处见充盈缺损。PW:呈静脉低速血流频谱。

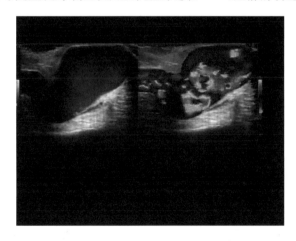

图 10-3-8　静脉瘤样扩张

静脉局部管径增宽,CDFI示管腔内血流信号充盈,呈湍流。

(詹韵韵)

# 第十一章　介入及超声治疗

## 第一节　肝脏穿刺活检

### 一、目的

1.了解肝组织损害程度,明确肝损害的病因。

2.评估慢性肝炎的炎症分级及纤维化程度分期。

3.指导临床合理治疗及判定疗效。

4.明确肝局灶性病变的性质、病理类型及分化程度。

5.了解肝肿瘤的分子标记。

### 二、适应证

1.超声引导下经皮穿刺活检,一般适用于超声可见的肝弥漫性病变或肝占位性病变。

2.肝弥漫性病变需组织病理学诊断者。

3.慢性肝炎需判断肝纤维化程度者。

4.原因不明的黄疸且已排除肝外胆管梗阻者。

5.长期肝功能异常需病理诊断者。

6.肝移植后排斥反应或不明原因的肝功能损害者。

7.各种影像学检查诊断不一致的肝内占位性病变。

8.需要病理诊断指导下一步治疗的肝内占位性病变。

9.原发灶不明确的肝内转移性病变。

### 三、禁忌证

1.一般情况差,不能耐受穿刺,呼吸无法配合者。

2.有明显出血倾向及凝血功能障碍者。

3.月经期女性,术前服用抗凝药物。

4.严重肝硬化及大量腹腔积液者。

5.胆道系统、膈肌周围或穿刺路径上的腹壁感染。

6.严重肝外阻塞性黄疸者。

7.病灶位于表面/穿刺路径上没有正常肝组织的病灶。

8.肿瘤内血管丰富,或病灶邻近大血管、穿刺难以避开者。

## 四、操作方法

1.患者取仰卧位,充分暴露肝区,常规扫查整个肝区,观察病灶的数量、大小、位置、内部和周边血流等,重点了解整个穿刺部位有无大血管和扩张的胆管。

2.局灶性病变者选择距离病灶部位最近且避开血管的进针点,弥漫性病变一般选择右肝,经右侧肋间隙。

3.常规消毒、铺巾、局麻。

4.进针时嘱患者屏气,肝内局灶性病变者,穿刺针到达病灶边缘时,触发扳机;肝弥漫性病变,穿刺针刺入一段肝组织后,启动穿刺针取材。

5.取材次数不超过3次,每次取材,应对活检针行清洁处理,防止针道种植。

6.穿刺后压迫穿刺部位,覆盖无菌纱布,用腹带压迫,卧床4 h,每15~30 min观察生命体征。

## 五、并发症

1.出血:占全部并发症的50%以上,对有出血倾向者尽可能使用18 G或以上穿刺针,并减少穿刺次数,避免直接穿刺位于肝表面的病灶,多次取材时,禁忌在同一穿刺点附近反复穿刺活检。

2.感染:以局部感染多见,可发展为腹腔脓肿、膈下脓肿,探头要严格消毒,穿刺过程中要遵循无菌原则。

3.腹腔邻近脏器损伤:可能会误伤胆管、胆囊或肝外器官,如肾脏、膈肌或肺等。术前应该选择最佳的体位、进针角度和深度,术中应清晰显示进针路径,尽量减少不必要的穿刺进针次数。

4.针道种植:发生率很低,选择较短的射程、最短的穿刺距离、较少的穿刺次数,在满足诊断需要的前提下,活检针的选择应遵循"宁细勿粗"的原则,降低针道种植的概率。

5.动静脉瘘:罕见,多发生于肝内,较大的动静脉瘘需要进行介入治疗。

(胡　睿)

# 第二节　肾脏穿刺活检

## 一、术前准备

1.超声检查了解双侧肾脏情况(排除孤立肾、多囊肾、马蹄肾等),并测皮质厚度,确定穿刺点及穿刺路径(图11-2-1)。

2.器械选择:自动活检枪配穿刺活检针(一般成人选用16 G活检针)。

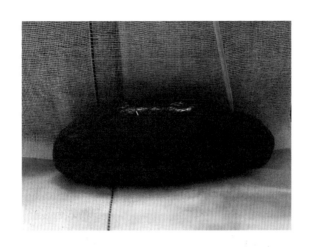

图 11-2-1　肾脏穿刺进针路径

## 二、穿刺方法(定位穿刺法)

1. 体位:患者俯卧位,腹部肾区相应位置垫以长布包,使肾脏紧贴腹壁,避免穿刺时肾移位。

2. 超声定位:测肾下极至皮肤的距离及肾厚度。穿刺点应选在肾下极实质宽厚处,避开肾窦回声,穿刺深度不宜超过肾前缘(一般优先选择右肾下极)。

3. 超声引导:实时引导下可见穿刺针进针位置。超声引导活检套管针快速进入,直至肾脏下极包膜外,嘱患者屏气,激发活检枪穿刺下极肾实质,"枪响"拔针,穿刺 2～3 针。

## 三、并发症

1. 注意术后有无疼痛、血尿、出血、感染等临床症状。

2. 超声检查随访患者术后有无肾脏撕裂伤、肾包膜下血肿和肾动静脉瘘等。

(谭　炜)

# 第三节　肾囊肿穿刺硬化治疗

## 一、适应证

1. 肾囊肿直径＞4 cm。

2. 囊肿产生压迫症状或影响肾功能者;囊肿合并囊内出血或感染者。

3. 囊肿疑有恶变,需通过穿刺抽液明确细胞学辅助诊断。

4. 多囊肾个别囊肿较大,为了防止破裂或解除压迫症状者。

符合以上情况之一,且能耐受及配合手术,有穿刺进针路径者,均是囊肿穿刺硬化治疗的适应证。

## 二、术前超声评估、定位

1. 超声扫查主要了解囊肿的位置、大小、深度和周围脏器毗邻关系等,并能排除肾盂源性囊肿。

2. 选择距体表最近、显示病灶清晰且进针路径能避开重要结构的部位为穿刺点,并在体表做好标记(图 11 - 3 - 1)。

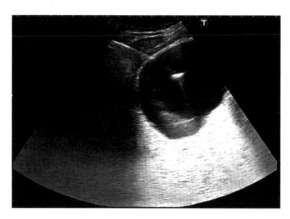

**图 11 - 3 - 1 超声下可见肾囊肿穿刺过程中穿刺路径及针尖位置**

## 三、操作步骤

1. 根据选择的进针路径协助患者摆好体位,多采用俯卧位,腹部以薄枕垫高,便于暴露治疗部位。

2. 腹壁注射利多卡因麻醉后,在超声实时引导下,将穿刺针经腹壁、囊肿周围组织刺入囊肿内,调整针尖至囊肿中后方 2/3 处,拔出针芯,接注射器抽尽囊液。

3. 用一定剂量无水酒精冲洗囊腔,留置数分钟后完全抽出,重复冲洗抽吸过程 3～4 次,保留无水酒精 3～5 mL。

(谭 炜)

# 第四节 超声引导下腹腔脓肿穿刺抽吸及置管引流

见图 11 - 4 - 1。

## 一、考查要点

### (一)适应证

1. 超声检查能够清晰显示的腹腔脓肿。

2. 临床内科治疗效果不佳或诊断困难。

3. 有安全路径可进入脓腔。

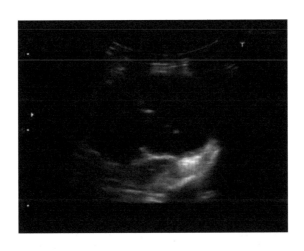

图 11-4-1 超声引导下腹腔脓肿的穿刺置管

## (二)禁忌证

1. 有严重出血倾向。

2. 穿刺针无法避开的大血管及周围重要脏器。

3. 不能排除动脉瘤或肿瘤(血管瘤或恶性肿瘤)合并感染。

4. 脓肿早期毒血症症状严重、脓腔尚未液化者,暂缓穿刺治疗。

5. 并发 DIC 的多房性脓肿。

6. 疑腹腔包虫合并感染。

7. 有大量腹腔积液时。

## 二、注意事项

纵隔下脓肿或左外叶近心缘处的肝脓肿,注意避免损伤横膈、心包、肺或胸膜腔;位于肝表面的脓肿穿刺需经过一段距离的正常肝组织;腹膜后脓肿不应经前腹壁插管,宜从侧腰部或背部置管。

(吴　军)

# 第五节　超声引导下经直肠前列腺穿刺组织学检查

见图 11-5-1。

## 考查要点

### (一)适应证

1. 前列腺特异抗原(PSA)升高(>4 ng/mL)。

2. 直肠指检(DRE)或影像学检查(B 超、MRI、CT 等)怀疑前列腺占位性病变。

3. 确定前列腺癌的 Gleason 分级和前列腺癌的病理类型,为治疗方案提供依据。

4.评价非手术疗法治疗前列腺癌的疗效。

(二)禁忌证

1.凝血机制障碍、有出血倾向者。

2.处在急性感染期者。

3.一般状况差、不能耐受穿刺者。

4.肛门狭窄、闭锁,或严重痔疮妨碍超声经直肠检查者不适应经直肠穿刺。

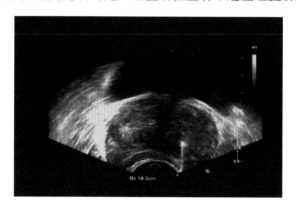

**图 11-5-1  超声引导下经直肠前列腺组织学穿刺组织学检查**

病理结果:前列腺右侧叶腺癌。

(吴 军)